薬剤師による
糖尿病対策ガイド

日本薬剤師会
日本くすりと糖尿病学会　編

じほう

序

　現在，処方箋発行率は全国平均で70％を超え，多くの薬局薬剤師は処方箋による調剤を通じて医療に貢献する一方，地域の住民に対して要指導医薬品・一般用医薬品を供給することにより，地域の人々のセルフケア・セルフメディケーションの確保を担っています。現在の状況を顧みると，1974年に院外処方箋の発行を目指した厚生省（当時），薬剤師，そして医療関係者や患者の間にも，制度として医薬分業が認知され，その必要性や効果についても理解が進んだ結果と考えてもよいと思います。そして薬局薬剤師は，医療の中で，これまで以上に薬物療法において患者に対して重要な責任を求められている状況になったといっても過言ではありません。

　厚生労働省は2015年，来るべき超高齢社会にあって構築される地域包括ケアシステムの中で，期待される薬剤師・薬局の姿として「患者のための薬局ビジョン」を示し，患者がどこの医療機関を受診しても，かかりつけ薬剤師・薬局が服薬情報の一元的・継続的な把握や在宅での対応を含む薬学的管理・指導を実施できるような薬局・薬剤師制度の実現を目指すとしました。こうした考え方は，本会が従来からわが国に医薬分業を制度として定着させようと進めてきた事業方針活動の方向性と軌を一にする思想であると考えています。

　また，国の示す基本的な枠組みに基づき，各都道府県が策定する地域医療計画においては，医療政策上の重点項目として5つの疾病が示されており，その中でも「糖尿病」は病気の進行に伴う合併症や重症化の予防が重要なテーマとなっています。糖尿病は薬物療法の的確な実施により症状を改善し，合併症や重症化が予防できることがさまざまな調査などから証明されており，薬剤師の積極的な関わりが大いに期待される状況が生まれています。

　こうした状況を踏まえて，本会では，超高齢社会における「かかりつけ薬剤師・薬局」として糖尿病対策に関わっていくうえで，糖尿病の薬物治療や病態などに十分な知識などを持つ薬剤師が必要であるとの認識から，本書を作成いたしました。

　本書は，薬剤師が糖尿病に対して取り組むべき課題について，医学的な側面にとどまらず，医療政策的観点から患者への薬学的管理指導，さらには地域の中での薬剤師の活動などについてまとめてあります。本書を日常業務の傍らに置いて参考にしていただければ幸いです。

　本書は，日本くすりと糖尿病学会との共同作業で制作いたしました。あらためて同学会の厚田幸一郎理事長をはじめ，関係者のご協力に対して御礼を申し上げますと同時に，本書の刊行に携わった諸氏に謝意を表します。

平成30年9月

公益社団法人日本薬剤師会
会長　山本　信夫

序

　2007年に施行された改正医療法において，糖尿病は医療計画制度の根幹となる「4疾病・5事業」の1疾病として取り上げられました（2013年に「5疾病・5事業及び在宅医療」に改変）。その指針によれば，「糖尿病の予防・治療には，患者自身による生活習慣の自己管理に加えて，内科，眼科，小児科，産科，歯科等の各診療科が，糖尿病の知識を有する管理栄養士，薬剤師，保健師，看護師等の専門職種と連携して実施する医療サービスが必要となる」と明記されています。また，相次ぐ新薬の登場により複雑化する薬物療法において，薬剤師への期待はますます高くなってきています。

　このような状況の中，2012年に一般社団法人日本くすりと糖尿病学会は，病院ならびに薬局薬剤師，そして基礎薬学研究者の連携を密にし，薬剤師としての糖尿病領域での専門性を高め，糖尿病薬物療法の発展，ひいては社会に貢献することを目的とし設立されました。現在，糖尿病療養指導の「実践」，「教育」，「研究」を3本柱として運営しており，会員数は1,000名を超えました。

　また，2015年度より，糖尿病の薬物療法に関する十分な知識および技能を修得し，医師，看護師，栄養士，その他医療従事者とともに糖尿病患者の治療に資する薬剤師を育成したいという目的で，本学会では「日本くすりと糖尿病学会認定薬剤師制度」を立ち上げ，教育・研修体制についても準備を進めているところです。

　わが国では，糖尿病療養指導（食事療法，運動療法，薬物療法など）全般についての知識および技能を有する医療従事者を認定する日本糖尿病療養指導士（Certified Diabetes Educator of Japan：CDEJ）があります。しかしながら，現状では薬局薬剤師にはCDEJの受験資格がありません。

　本学会の認定薬剤師制度は，糖尿病療養指導全般についての知識・技能を認定するCDEJとは一線を画して，糖尿病療養指導の中で「薬物療法」に関する十分な知識および技能を有する薬剤師を養成することを目的としており，当然ですが，薬局薬剤師にも受験資格があります。ぜひとも多くの薬局薬剤師に「日本くすりと糖尿病学会認定薬剤師」を取得していただき，安全で効果のある糖尿病薬物療法に貢献していくことを期待しています。

　このたび，日本薬剤師会と本学会が協力して，「薬剤師による糖尿病対策ガイド」を刊行することは大変意義深いことであります。本書が本学会の理念でもあります，薬剤師として糖尿病治療に貢献することを目標として，日々糖尿病患者ケアに携わる諸兄に活用されることを祈念しております。

平成30年9月

一般社団法人日本くすりと糖尿病学会
理事長　厚田　幸一郎

執筆者一覧

日本薬剤師会

島田　光明	常務理事（ファーコス薬局あゆみ）
宮﨑長一郎	常務理事（宮﨑薬局）
有澤　賢二	常務理事（屯田七条薬局）
道明　雅代	ドーミョ薬局
牛田　　誠	名城大学薬学部
河上　英治	かわかみ調剤薬局
武田　直子	山形調剤薬局
藤森　毅至	あい丸の内薬局

日本くすりと糖尿病学会

厚田幸一郎	理事長（北里大学薬学部）
佐竹　正子	副理事長（薬局恵比寿ファーマシー）
小林　庸子	理事（杏林大学医学部付属病院薬剤部）
篠原久仁子	理事（フローラ薬局河和田店）
森　　貴幸	理事（大和調剤センター）
虎石　顕一	監事（医療法人社団江頭会さくら病院）
井上　　岳	北里大学薬学部
松本　晃一	東京医科大学茨城医療センター薬剤部

目　次

第1章　糖尿病治療の現状と目標　　　　　　　　　　（島田・宮崎）

1. 医療提供体制における薬剤師 …………………………………………… 1
2. 薬剤師と薬局の現状 ……………………………………………………… 1
3. 糖尿病対策の意義 ………………………………………………………… 2
4. 薬剤師の取り組みの現状 ………………………………………………… 2
5. 糖尿病治療における薬剤師の目標と今後の取り組み ………………… 3

第2章　糖尿病概論

1. 糖尿病とは ………………………………………………………（厚田）5
2. 病型分類 …………………………………………………………（厚田）6
3. 診断と検査 ………………………………………………………（厚田）8
   (1) 疾患の進行と臨床検査 ……………………………………………… 8
   (2) 合併症 ……………………………………………………………… 13
4. 治療 ……………………………………………………………（厚田）15
   (1) インスリン非依存状態の治療 …………………………………… 15
5. 薬剤師が知っておきたい食事療法・運動療法 ………………（森）16
   (1) 食事療法の目的・方法 …………………………………………… 16
   (2) 運動療法 …………………………………………………………… 18

第3章　糖尿病治療薬とそのリスク管理

1. 薬物療法（薬効群ごとの特徴）………………………………（厚田）21
   (1) 薬物療法 …………………………………………………………… 21
   (2) 経口薬 ……………………………………………………………… 21
   (3) 注射薬 ……………………………………………………………… 26
2. ハイリスク薬管理 ………………………………………（藤森・川上）31
   (1) ハイリスク薬とは ………………………………………………… 31
   (2) 経口薬 ……………………………………………………………… 32
   (3) 注射薬 ……………………………………………………………… 37
3. 低血糖 …………………………………………………………（佐竹）41
   (1) 低血糖症状 ………………………………………………………… 41
   (2) 自動車運転注意薬 ………………………………………………… 42

4．シックデイ……………………………………………………………（佐竹） 42
(1) シックデイとは…………………………………………………………… 43
(2) シックデイルール………………………………………………………… 43
5．糖尿病治療薬の相互作用に注意が必要な背景………………（篠原） 44
(1) 注意したい相互作用……………………………………………………… 45
(2) 糖尿病地域連携による相互作用防止策………………………………… 49

第4章　患者への薬学的管理指導

1．糖尿病患者におけるインタビューの重要性……………………（篠原） 51
(1) 糖尿病患者インタビューのポイント…………………………………… 51
(2) 残薬とその理由確認，患者インタビューの必要性…………………… 53
(3) 残薬解消に必要な個別の要因に応じた服薬支援……………………… 53
2．薬学的管理指導例……………………………………………………… 53
(1) インスリン導入における薬局と病院の対応事例……………（小林・佐竹） 53
(2) 妊娠糖尿病における病院と薬局の対応事例…………………（小林・佐竹） 58
(3) 1型糖尿病：インスリン導入のための入院時から退院後の指導事例………（松本・森） 61
(4) 高齢者の認知症による服薬アドヒアランス不良と腎機能低下の事例……（牛田） 66
(5) 健康診断の結果糖尿病を指摘されて治療を開始した事例…………（武田） 68
(6) 数年治療しているがHbA1cが改善しない事例………………………（武田） 71
(7) ジェネリック医薬品と先発医薬品が重複し，残薬が問題となった事例………（篠原） 73
(8) 薬局における1型糖尿病患者への療養指導事例………………………（森） 76
(9) 副作用による高血糖がみられた事例……………………………………（武田） 78
(10) 腎機能低下により副作用が発現した事例……………………………（武田） 80
(11) 検査時における食事摂取の有無や造影剤の使用に関して注意する事例………（牛田） 82
(12) 食事療法の理解不足のため医療機関に栄養指導を依頼した事例……………（牛田） 84
(13) 訪問管理栄養士などとの連携により血糖コントロールが改善した事例………（篠原） 85

第5章　地域医療における薬局の取り組み

1．検体測定室の現状とその運営……………………………………（有澤） 91
(1) 検体測定室の現状………………………………………………………… 91
(2) 検体測定室の受検条件…………………………………………………… 92
(3) 受診勧奨…………………………………………………………………… 93
(4) 検査対象者の条件………………………………………………………… 94

2. 糖尿病連携手帳を活用した糖尿病療養支援から糖尿病予防啓発健康教室まで ……………（篠原） 95
 （1）患者のための薬局ビジョン，健康サポート薬局と糖尿病療養支援 …………… 95
 （2）糖尿病連携手帳とお薬手帳を活用した地域連携 ………………………………… 96
 （3）健康サポート薬局で実践する糖尿病予防啓発活動 ……………………………… 97
 （4）地域包括ケアと他職種連携 ………………………………………………………… 98

3. 地域医療連携による重症化予防対策 ………………………………………（井上） 99
 （1）糖尿病連携手帳の活用 ……………………………………………………………… 99
 （2）地域薬局を活用した糖尿病重症化予防事業の事例 ……………………………… 101
 （3）薬学的管理の重要性 ………………………………………………………………… 102
 （4）生活習慣改善のための療養指導スキル …………………………………………… 103
 （5）糖尿病領域における地域包括ケアシステム ……………………………………… 103

第6章　さらなるステップアップのために　　　　　　　　　　　（厚田）

1. 糖尿病に係る薬剤師の認定制度について ……………………………………… 105
 （1）日本くすりと糖尿病学会認定薬剤師制度 ………………………………………… 106
 （2）糖尿病療養指導士認定機構 ………………………………………………………… 107
 （3）地域糖尿病療養指導士制度 ………………………………………………………… 109
 （4）日本糖尿病協会 ……………………………………………………………………… 109

資料

1. 糖尿病に関係する薬局アイテム …………………………………………（島田） 111
 （1）尿糖検査 ……………………………………………………………………………… 111
 （2）自己血糖測定 ………………………………………………………………………… 111
 （3）持続血糖モニター …………………………………………………………………… 112

2. インスリン自己注射の補助具 ……………………………………………（虎石） 113
 （1）視覚障害者用補助具 ………………………………………………………………… 113
 （2）片麻痺患者用補助具 ………………………………………………………………… 116
 （3）握力低下患者用補助具 ……………………………………………………………… 116
 （4）在宅での他人打ち用注射器型補助具 ……………………………………………… 116

1 糖尿病治療の現状と目標

1. 医療提供体制における薬剤師

わが国における医療は，国民皆保険制度の中で医療提供体制が構築，維持されている。医療法では，各都道府県に対して地域の医療計画を策定することが求められ，5年ごとに見直しが図られている。その中には，国民医療の中で重要な5疾病（がん，脳卒中，心筋梗塞等の心血管疾患，糖尿病および精神疾患）を取り上げて，地域医療提供体制や病院・診療所の役割，診療科や病診連携，保健所など行政の役割も明記され，施策が記載されている。また，薬剤師や薬局も同様に，医療計画の中に記載が求められている。

医療連携体制の中における薬局の役割として，「地域において安全で質の高い医療を提供するためには，薬物療法についても入院から外来・在宅医療へ移行する中で円滑に提供し続ける体制を構築することが重要である。このため，地域の薬局では，医薬品等の供給体制の確保に加え，医療機関等と連携して患者の服薬情報を一元的・継続的な把握とそれに基づく薬学的管理・指導を行うこと，入退院時における医療機関等との連携，夜間・休日等の調剤や電話相談への対応等の役割を果たすことが必要となる。」と位置づけられている[1]。

また薬剤師に対しては，その資質向上に関する事項を含め，現状および目標について，『患者のための薬局ビジョン』（2015年10月23日，厚生労働省）を踏まえ，「最新の医療および医薬品などに関する専門的情報の習得を基礎としつつ，患者・住民とのコミュニケーション能力の向上に資する研修，および医療機関などとの連携強化につながる多職種と共同で実施する研修などが行われるよう，研修実施状況を把握し，関係者間の調整を行うこと」と明記されている[1]。

2. 薬剤師と薬局の現状

1974年に処方箋発行料が1年間で5倍も引き上げられて以来，2016年の処方箋受取率は全国平均で70％を超えるまでになった[2]。ここまで約40年の歳月を要している。初めはマンツーマン的分業が，次第に各地の国立病院や大学病院といった基幹病院での処方箋発行が進んできた。現在多くの薬局において，特定の医療機関の処方箋の比率（集中率）は70％であるものの，薬局が受け取る処方箋の発行医療機関数は平均49.1医療機関を数え，面分業が広がっていることを伺わせている[3]。

この事実は，薬局にはさまざまな疾患の患者が来局していることを意味している。もともと薬局は，一般用医薬品や自己検査薬，衛生用品などの健康関連商品を供給しており，薬局薬剤師は薬物療法提供の責任者として，軽医療からハイリスクな医療までの医薬品の供給と適正使用を請け負う重要な役割を担っている。

表1 糖尿病に関する疫学

糖尿病が強く疑われる者	950万人
糖尿病の可能性が否定できない者	1,100万人
糖尿病を主な傷病として継続的に医療を受けている患者	約317万人
糖尿病神経障害	11.8%
糖尿病腎症	11.1%
糖尿病網膜症	10.6%
糖尿病足病変	0.7%
新規人工透析導入患者	約3万7,000人
糖尿病腎症が原疾患である者	約1万6,000人 (43.7%)

厚生労働省：国民健康・栄養調査（平成24年），患者調査（平成26年），国民健康・栄養調査（平成19年），人口動態統計（確定数）（平成22年），日本透析医学会：我が国の慢性透析療法の現状（平成25年）をもとに作成

3．糖尿病対策の意義

医療計画の中で，がん，脳卒中，心筋梗塞などの心血管疾患，糖尿病および精神疾患の5疾病が国民にとって重要な疾病として位置づけられ，各都道府県での施策の立案が求められている。5疾病の1つである糖尿病は，発症した後の合併症の問題が大きく，脳卒中，急性心筋梗塞など他疾患の危険因子であり，その予防と治療が重要な課題である。

表1の糖尿病に関する疫学データにみられるように，糖尿病患者の約10%に合併症として神経障害，網膜症，腎症，下肢末梢動脈疾患を発症していることが明らかになっている。したがって，生命予後の観点からみて，薬物療法などの適切な実行による重症化予防対策が重要である。特に近年では，透析導入患者の主要な原疾患は糖尿病性腎症が全体の40%を占めており，患者のQOLの低下や医療費の問題をとってみても，糖尿病の予防と治療は重要な位置づけといえる。

糖尿病対策は，①発症予防対策，②糖尿病の治療および合併症予防対策，③糖尿病の慢性合併症の治療の3つに大別される。生活習慣病というカテゴリーから考えると，メタボリックシンドロームの該当者および予備軍への注意喚起や食生活の改善指導が必要とされる。発症した場合には，食生活の改善や運動療法などで改善しなければ，薬物療法へ移行する。また，「1型糖尿病は直ちにインスリン療法」であるように，糖尿病治療において薬物療法の占める役割は大きい。

4．薬剤師の取り組みの現状

病院薬剤師は，1980年代から糖尿病入院患者の療養指導に関わる事例が増え，糖尿病教室での講義やインスリン療法導入時の指導に関与している。特に，糖尿病療養指導士を取得している薬剤師は2,969人であり，病院などで活動している[4]。

近年では医薬分業の進展に伴い，地域の薬局，薬剤師の役割が明確になり，医療計画にも記載されるようになってきた。そのため，糖尿病への関わりも予防から治療と多岐にわたる貢

献が期待されている。

　最近では検体測定室の制度が創設され，薬局などでもHbA1cの自己測定が可能になり，地域住民の糖尿病に関する予防への意識づけに役立ちつつある。実際に発症した場合には，薬物療法が選択されると，患者となって地域の薬局へ処方箋を持参し，医薬品の供給と薬学的知見に基づく指導を受ける。最近の報告では，処方箋を持参する患者の約28％が糖尿病治療薬の記載がされている状況であり，4人に1人は糖尿病患者を受け付けているということになる[5]。

　「熊本スタディ」によると，HbA1cを6.9％未満に維持することが糖尿病性腎症の進行や予防に有効であると示されており，薬物療法などで患者の病状進行を抑える一翼を担っている薬剤師の役割は重要といえる[6]。

　その中で，患者の残薬調査では糖尿病治療薬が9.6％を占めているという報告もあり，適切な服薬指導による残薬の解消は，適切な糖尿病治療の遂行にとって重要な要素と推察される[7]。糖尿病療養支援を医療機関と薬局との連携で実施することによって，HbA1cの改善につなげた報告もみられる[8, 9]。

　このような中で岡田らは，薬局を訪れる血糖コントロール不良の患者群に対して，薬剤師による資料などを利用して情報提供した群と通常服薬指導群を6カ月間追跡調査した。その結果，情報提供した群の方が6カ月後のHbA1cが0.4％より低下していたと報告し，開局薬剤師の介入が効果的であることを示した[10]。

　また，2型糖尿病患者から薬局薬剤師が受ける質問は，インスリンや糖尿病治療薬の用法に関する「治療」のカテゴリーに分類されるもの，食事と検査値に関連する「生活習慣」に分類されるもの，薬を一生続けないといけないのかという「不安」に分類されるものというように，3つに大別されるという報告がある[11]。

　最近では，薬剤師を中心とした「日本くすりと糖尿病学会」も設立され，病院ならびに薬局薬剤師，そして基礎薬学研究者との連携を密にし，薬剤師としての糖尿病領域での専門性を高め，糖尿病薬物療法の発展に寄与するよう学術活動が始まっている。

5．糖尿病治療における薬剤師の目標と今後の取り組み

　糖尿病治療の目標としては，血管合併症の発症・進展を予防し，QOLの維持と健康寿命の確保としている。コントロール指標として，一般的に合併症予防のためには，HbA1cは7.0％未満，空腹時血糖値130mg/dL未満，食後2時間血糖値180mg/dL未満をおおよその目安とされている[12]。薬剤師は，基本的にはこの指標をもとに，薬局の現場で患者に対してアドヒアランスを高め，確実な薬物療法の実施を促すことが大事である。

　患者の自宅に一定数量の残薬がある現実や，医療連携による治療効果の向上は，薬剤師として薬学的視点に立脚した指導の重要性を示しているといえる。また，薬剤師は患者の質問が「治療」，「生活習慣」，「不安」というカテゴリーに分類されるという点を踏まえて，薬剤師としての糖尿病対策を考える必要があろう。

　また，低血糖やシックデイ対策にも配慮し，安心して薬物療法に取り組めるよう指導し，同時に食生活や運動療法の相談などにも応えられるように研さんを積む必要がある。また，患者の自己管理を援助する意味で，血糖測定器の供給や検体測定室における自己測定の支援にも

表2 薬剤師や薬局の糖尿病対策における取り組み

1. 糖尿病薬物療法における糖尿病薬の適切な服薬指導の実施
2. 低血糖など副作用対策の徹底
3. シックデイなど糖尿病療養指導の遂行
4. 服薬指導，薬物療法を適切に行うための自己研さん
5. 薬学的な情報・技術の提供とともに，血糖測定器など療養指導に必要な医療機器を提供できるような体制の整備

取り組む必要があろう。

糖尿病における薬剤師や薬局の取り組みを表2に示した。薬剤師が地域における医療人としてこのような実践の過程を経ることによって，糖尿病治療は質的に向上するものといえる。こうした取り組みは，薬局や病院といった施設によらず実施しなければならず，また薬剤師同士の薬薬連携も必要になってくるであろう。

最終的には，薬剤師が本取り組みを実践し，発症予防，重症化予防および臓器障害の予防に少しでも貢献できるように努力していくことが望ましい。

【参考文献】

1) 厚生労働省：医療計画について(2017年7月31日，医政発0731第4号)
2) 日本薬剤師会：医薬分業進捗状況(保険調剤の動向)(http://www.nichiyaku.or.jp/kokumin.php?p=11219)
3) 日本薬剤師会：平成28年度調剤報酬改定に伴う影響調査，2016
4) 日本糖尿病療養指導士認定機構：CDEJ(日本糖尿病療養指導士)とは(https://www.cdej.gr.jp/modules/general/index.php?content_id=1)
5) 木崎健五 他：患者は1軒の薬局に幾つの医療機関の処方せんを持参したか―薬局からみた服薬管理にかかわる「かかりつけ薬局」の定量的評価(長崎県)―．医療薬学，43(2)：55-62, 2017
6) Ohkubo Y et al.：Intensive insulin therapy prevents the progression of diabetic microvascular complications in Japanese patients with non-insulin-dependent diabetes mellitus: a randomized prospective 6-year study. Diabetes Res Clin Prac, 28(2)：103-117, 1995
7) 小柳香織 他：節薬バッグ運動 外来患者の残薬の現状とその有効活用による医療費削減の取組み．YAKUGAKU ZASSHI, 133(11)：1215-1221, 2013
8) 篠原久仁子 他：医療機関と薬局との連携による糖尿病療養支援の実践とその効果について．くすりと糖尿病，2(1)：66-74, 2013
9) 藤井仁美 他：日本型アッシュビルプロジェクトにおける医薬連携．YAKUGAKU ZASSHI, 136(2)：259-263, 2016
10) Hiroshi Okada et at al：Effects of Lifestyle Intervention Performed by Community Pharmacists on Glycemic Control in Patients with Type 2 Diabetes：The Community Pharmacists Assist(Compass) Project, a Pragmatic Cluster Randomized Trial. Pharmacology&Pharmacy, 7(3)：124-132, 2016
11) 庄司雅紀 他：薬局薬剤師が2型糖尿病患者から受ける質問内容に関するテキストアナリシス．日本健康教育学会誌，22(1)：50-56, 2014
12) 日本糖尿病学会 編著：糖尿病診療ガイドライン2016, 南江堂，2016

2 糖尿病概論

1. 糖尿病とは

　糖尿病とは，インスリンの作用不足による慢性の高血糖状態を主徴とする代謝疾患群である。インスリンの作用不足は，膵β細胞からのインスリン分泌の低下や，筋肉，肝臓，脂肪といった末梢組織でのインスリンの感受性低下により生じ，主として糖質代謝異常を生じさせ，同時に脂質や蛋白質代謝も障害される。こうした種々の代謝異常は，網膜症，腎症，神経障害などの糖尿病特有の合併症だけでなく，動脈硬化症を促進し生命予後に重大な影響を及ぼす。したがって，糖尿病治療の目標は健常人と変わらない生活の質を保ち，寿命を全うさせることにある（図1）。そのためには良好な血糖，体重，血圧，血清脂質を長期間にわたり維持することが重要である。それにより，糖尿病細小血管合併症（網膜症，腎症，神経障害）と動脈硬化性疾患（冠動脈疾患，脳血管障害，末梢動脈疾患）の発症，進行を阻止することができる。しかしながら，糖尿病を治療せずに放置したままでいる患者が多く存在することが報告されており，重大な社会問題となっている。

　わが国における糖尿病患者数は年々増加の一途をたどっている。厚生労働省の「平成28年国民健康・栄養調査結果」の推計によると，糖尿病が強く疑われる人は1,000万人の大台に上ることが明らかとなり，前回調査（2012年）から50万人増加した。さらに，糖尿病予備軍とも呼ばれる耐糖能異常者は1,000万人で，これら予備軍を含む推定糖尿病患者数は2,000万人に達し，国民の5人に1人が該当することになる（図2）。年齢別でみると，50歳を超えると男女ともに糖尿病は増え始め，70歳以上では糖尿病予備軍を加えると男性40.9％，女性37.5％であることが示されている（図3）。

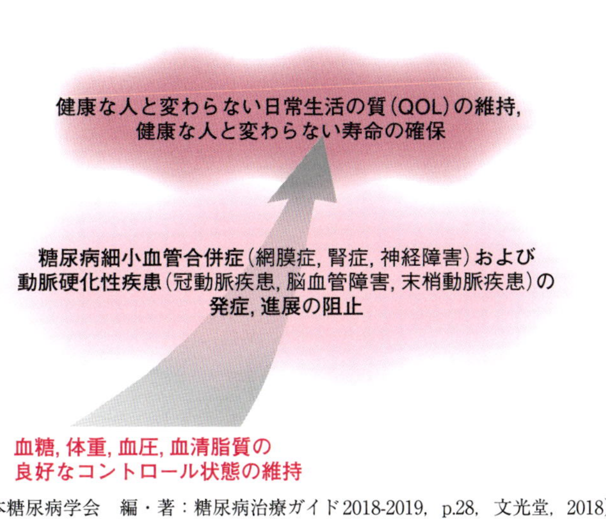

健康な人と変わらない日常生活の質（QOL）の維持，
健康な人と変わらない寿命の確保

↑

糖尿病細小血管合併症（網膜症，腎症，神経障害）および
動脈硬化性疾患（冠動脈疾患，脳血管障害，末梢動脈疾患）の
発症，進展の阻止

↑

血糖，体重，血圧，血清脂質の
良好なコントロール状態の維持

（日本糖尿病学会　編・著：糖尿病治療ガイド2018-2019，p.28，文光堂，2018）

図1　糖尿病治療の目標

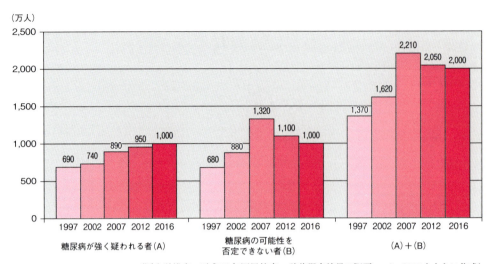

図2 「糖尿病が強く疑われる者」,「糖尿病の可能性を否定できない者」の年次推移

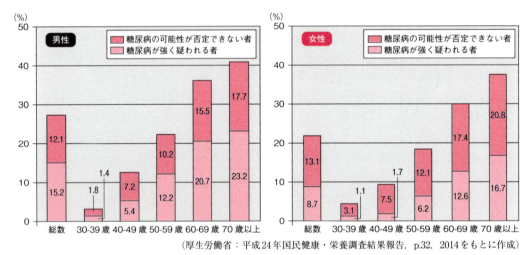

図3 「糖尿病」と「糖尿病予備軍」の割合(2012年)

2. 病型分類

　糖尿病の成因分類を表1に,成因分類と特徴を表2に,病態分類と特徴を表3に示した。
　糖尿病は,その成因から1型糖尿病,2型糖尿病,その他の特定の機序・疾患によるもの,そして妊娠糖尿病の4つに分類される。その発症機構や治療方針は異なるため,病型の診断は重要である。特に,1型糖尿病では生命維持のためにインスリン治療が不可欠となるので,その鑑別は必須となる。1型糖尿病は成因別に自己免疫性と特発性に分類され,さらに発症様式により,急性発症,緩徐進行,劇症の3つに分類される。

表1 糖尿病の成因分類

1型：膵β細胞の破壊，通常は絶対的インスリン欠乏に至る 　・自己免疫性：急性発症（直ちにインスリン療法が必要） 　　　　　　　：緩徐進行（直ちにインスリン療法を必要としない） 　・特発性　　：劇症（直ちにインスリン療法が必要）
2型：インスリン分泌低下を主体とするものと，インスリン抵抗性が主体で，それにインスリンの相対的不足を伴うものなどがある→**わが国の糖尿病患者の90％以上を占める**
その他の特定の機序，疾患によるもの 　・遺伝因子として遺伝子異常が同定されたもの 　・他の疾患，条件に伴うもの 　　（膵外分泌疾患，内分泌疾患，肝疾患，薬剤や化学物質，感染症など）
妊娠糖尿病：妊娠中に初めて発見または発症した糖尿病に至っていない糖代謝異常

（日本糖尿病学会　編・著：糖尿病治療ガイド2018-2019，p.13，文光堂，2018をもとに改変）

表2 糖尿病の成因による分類と特徴

糖尿病の分類	1型	2型
発症機構	主に自己免疫を基礎にした膵β細胞破壊。HLAなどの遺伝因子に何らかの誘因・環境因子が加わって起こる。他の自己免疫疾患（甲状腺疾患など）の合併が少なくない	インスリン分泌の低下やインスリン抵抗性をきたす複数の遺伝因子に過食（とくに高脂肪食），運動不足などの環境因子が加わってインスリン作用不足を生じて発症する
家族歴	家系内の糖尿病は2型の場合より少ない	家系内血縁者にしばしば糖尿病がある
発症年齢	小児～思春期に多い。中高年でも認められる	40歳以上に多い。若年発症も増加している
肥満度	肥満とは関係がない	肥満または肥満の既往が多い
自己抗体	GAD抗体，IAA，ICA，IA-2抗体，ZnT8抗体などの陽性率が高い	陰性

HLA：human leukocyte antigen　　　ICA：islet cell antibody　　　IAA：insulin autoantibody
GAD：glutamic acid decarboxylase　　IA-2：insulinoma-associated antigen-2　　ZnT8：zinc transporter 8

（日本糖尿病学会　編・著：糖尿病治療ガイド2018-2019，p.16，文光堂，2018）

表3 糖尿病の病態による分類と特徴

糖尿病の病態	インスリン依存状態	インスリン非依存状態
特徴	インスリンが絶対的に欠乏し，生命維持のためインスリン治療が不可欠	インスリンの絶対的欠乏はないが，相対的に不足している状態。生命維持のためにインスリン治療が必要ではないが，血糖コントロールを目的としてインスリン治療が選択される場合がある
臨床指標	血糖値：高い，不安定 ケトン体：著増することが多い	血糖値：さまざまであるが比較的安定している ケトン体：増加するがわずかである
治療	1. 強化インスリン療法 2. 食事療法 3. 運動療法（代謝が安定している場合）	1. 食事療法 2. 運動療法 3. 経口薬，GLP-1受容体作動薬またはインスリン療法
インスリン分泌能	空腹時血中Cペプチド0.6ng/mL未満が目安となる	空腹時血中Cペプチド1.0ng/mL以上

（日本糖尿病学会　編・著：糖尿病治療ガイド2018-2019，p.17，文光堂，2018）

1型糖尿病では，口渇，多飲，多尿，体重減少など，糖尿病特有の症状に加え，尿中および血中ケトン体が陽性になるケトーシスやケトアシドーシスを生じる。自己免疫性の1型糖尿病では，膵島関連自己抗体が陽性になる。膵島関連自己抗体にはいくつかの種類があるが，抗グルタミン酸脱炭酸酵素抗体（GAD抗体）が汎用されている。劇症の多くは自己免疫の関与は不明であり，通常特発性に分類される。また，インスリン依存状態とインスリン非依存状態を選別するには，C-ペプチドを測定する。

3. 診断と検査

（1）疾患の進行と臨床検査

糖尿病関連で実施される臨床検査は，次の3つに分類される。
・糖尿病の早期発見や診断のために行う検査
・糖尿病発症後に血糖コントロールの良否を評価するための検査
・糖尿病合併症の評価，あるいは早期発見のための検査

これらの検査は糖尿病の進行度に合わせて実施されるわけではなく，診断当初から総合的に実施されることが一般的である。糖尿病診療で実施される検査と基準値を表4，5に示す。

表4 糖尿病の早期発見や診断のために行う検査

	検査項目		数値	診断基準
糖尿病	①血糖値	早朝空腹時血糖値	≧126mg/dL	・初回時に①と②の両方が確認された場合 ・初回時に①のみ確認され，糖尿病の典型的症状または確実な糖尿病網膜症がある場合 ・初回時に①のみ確認され，別の日に①②の両方または①または②が確認された場合 ・初回時に②のみ確認され，別の日に①②の両方または①が確認された場合
		75gOGTT 2時間値	≧200mg/dL	
		随時血糖値	≧200mg/dL	
	②HbA1c		≧6.5%	
妊娠糖尿病	①空腹時血糖値		≧92mg/dL	・75gOGTTで①②③のいずれかが確認された場合
	②1時間値		≧180mg/dL	
	③2時間値		≧153mg/dL	
低血糖	・血糖値		≦70mg/dL	—
糖尿病ケトアシドーシス	・血糖値		≧250mg/dL	—
	・血清総ケトン体（βヒドロキシ酪酸）		≧3.8mmol/L	—
	・動脈血液ガス		pH＜7.3 HCO_3^- ≦18mEq/L	—
	・尿中ケトン体		（+）〜（3+）	—
乳酸アシドーシス	・血清乳酸		≧5.0mmol/L（45mg/dL）	—
	・動脈血液ガス		pH＜7.35	—
糖尿病腎症	・推算糸球体ろ過量（eGFR）		＜90mL/分/1.73m²	—
	・尿アルブミン／クレアチニン比		≧30mg/g・Cr	—
	・尿蛋白定量		≧0.15g/日	—

表5 糖尿病発症後に血糖コントロールの良否を評価するための検査

	検査項目	数値
短期平均血糖値の指標	・グリコアルブミン（GA）	過去2週間の平均血糖値（基準値：11〜16%）
	・1,5-アンヒドロ-D-グルシトール（1,5-AG）	糖代謝状況の急激な変化を反映（基準値：14.0μg/mL以上）
インスリン分泌能の指標	・インスリン分泌指数（insulinogenic index）	糖尿病患者ではこの値が0.4以下 ＝Δ血中インスリン値（30分値－0分値）（μU/mL）／Δ血糖値（30分値－0分値）（mg/dL）
	・空腹時血中C-ペプチド	インスリン依存状態の目安（0.6ng/mL未満）
	・24時間尿中C-ペプチド排泄量	インスリン依存状態の目安（20μg/日以下）
インスリン抵抗性の指標	・空腹時血中インスリン値	≧15μU/mL
	・HOMA-IR	1.6以下は正常，2.5以上はインスリン抵抗性 ＝空腹時インスリン値（μU/mL）×空腹時血糖値（mg/dL）／405
自己抗体 （1型糖尿病の診断マーカー）	・何らかの膵島関連自己抗体〔例：抗グルタミン酸脱炭酸酵素（GAD）抗体〕	陽性 （≧1.5U/mL）

1）糖尿病の早期発見や診断のために行う検査

糖尿病の診断には，空腹時血糖値と食後血糖値を測定する。食後血糖が脂肪，骨格筋，肝臓でのブドウ糖の取り込みを反映するのに対して，空腹時血糖は主に夜間の肝臓からのブドウ糖の放出を反映する。

正確な糖尿病診断をするために75gブドウ糖負荷試験（75gOGTT）を行う。75gOGTTは，朝まで10時間以上絶食の後，空腹のまま採血し，血糖値を測定する。これが早朝空腹時血糖値となる。次にブドウ糖75gを飲用し，飲用後30分，さらに1時間後，2時間後に採血し，血糖値を測定する。空腹時血糖値と75gOGTTによる判定基準に従い，糖尿病型，正常型，境界型のいずれかに判定する。空腹時血糖値が126mg/dL以上または75gOGTT2時間値が200mg/dL以上の場合は糖尿病型と判定する。そして，別の日に行った検査で糖尿病型が再確認されれば，糖尿病と診断する。ただし，同時に血糖コントロールの指標であるグリコヘモグロビン，HbA1cが6.5%以上で糖尿病型を示せば，初回検査のみで糖尿病と診断できる。また，血糖値が糖尿病型を示し，口渇，多飲，多尿，体重減少などの糖尿病の典型的な症状を示す場合，また，確実な糖尿病網膜症が認められる場合は，初回検査で糖尿病と診断する（図4）。

2）血糖コントロール指標と検査

血糖コントロールの指標は，過去の血糖コントロールの平均値を示すHbA1c，グリコアルブミンと，ある一定期間の血糖値のばらつきをみる空腹時血糖，食後血糖，1,5-AGに分けられる。それぞれの指標を総合的に判断し，患者の血糖コントロールの状態を把握していくことが大切である。

①HbA1c（NGSP）

HbA1c（NGSP）は，ヘモグロビンが血液中のブドウ糖により非酵素的に共有結合した糖化蛋白である。赤血球寿命が約120日であるため，過去1〜2カ月の平均血糖値を表す。HbA1cは血糖コントロールの指標として広く用いられており，細小血管合併症の発症予防や進展の抑

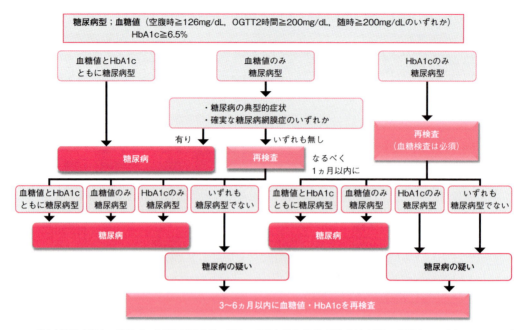

〔日本糖尿病学会：糖尿病の分類と診断基準に関する委員会報告(国際標準化対応版). 糖尿病, 55 (7)：494, 2012〕

図4　糖尿病の臨床診断フローチャート

治療目標は年齢，罹病期間，臓器障害，低血糖の危険性，サポート体制などを考慮して個別に設定する。

注1) 適切な食事療法や運動療法だけで達成可能な場合，または薬物療法中でも低血糖などの副作用なく達成可能な場合の目標とする。
注2) 合併症予防の観点からHbA1cの目標値を7%未満とする。対応する血糖値としては，空腹時血糖値130mg/dL未満，食後2時間血糖値180mg/dL未満をおおよその目安とする。
注3) 低血糖などの副作用，その他の理由で治療の強化が難しい場合の目標とする。
注4) いずれも成人に対しての目標値であり，また妊娠例は除くものとする。

(日本糖尿病学会　編・著：糖尿病治療ガイド2018-2019, p.29, 文光堂, 2018)

図5　血糖コントロール目標(65歳以上の高齢者については図6を参照)

制には血糖コントロール指標のHbA1c7.0%未満を目指す(図5)。しかし，食後血糖や食事や運動による血糖変動などが反映されない赤血球の寿命，ヘモグロビン代謝に影響するような病態下では，見かけ上低値(高値)を示すなどの欠点がある。また，治療の判定に使用する場合にはHbA1cの改善が遅れることにも注意が必要である。血糖値が正常化してもHbA1cの値が正常化するのは2〜3カ月後であるので，その間に血糖降下薬やインスリンを増量すると低血

糖を引き起こす可能性がある。

　近年，高齢者糖尿病が増加の一途をたどっており，高齢者特有の問題や心身機能の個人差に加え，高齢者糖尿病では重症低血糖を来しやすいという問題点も存在することから，「高齢者糖尿病の血糖コントロール目標」が作成された（図6）。

②グリコアルブミン（GA）

　アルブミンがブドウ糖で糖化された糖化蛋白であり，基準値は11～16%である。アルブミンの半減期が17日程度であるため，過去約2週間の平均血糖値を反映する指標とされている。血糖コントロールの変化をHbA1cよりも早く反映するので，治療開始時や治療を変更した際に効果を判定するのに適している。また，出血，溶血などにより赤血球寿命が短縮している場合などHbA1cによる血糖コントロールの評価が困難なときには，GA測定の適応となると考えられる。しかし，糖尿病腎症でのネフローゼのように，体外に蛋白質が失われて血漿蛋白質の半減期が短くなる病態下では低値となる。

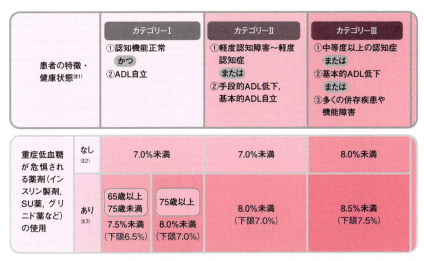

図6　高齢者糖尿病の血糖コントロール目標（HbA1c値）

③空腹時血糖（FPG），食後血糖（PPG）

　空腹時血糖とは，10時間以上絶食させた後の血糖値である。食後血糖が脂肪，骨格筋，肝臓でのブドウ糖の取り込みを反映するのに対して，空腹時血糖は主に夜間の肝臓からのブドウ糖の放出を反映する。

　糖尿病の発症時は食後血糖が最初に上昇し，心血管疾患の発症についても食後高血糖が独立した危険因子となっている。一般に健常者では食後血糖が140mg/dLよりも上昇することはほとんどない。

④1.5-AG

　1.5-AGは尿糖排泄に伴って鋭敏に減少し，数日間の短期間の血糖コントロールの状況を示す指標である。基準値は14.0 μg/mL以上である。1.5-AGは腎糸球体でろ過された後，尿細管でほとんどが再吸収されるが，高血糖になると尿細管での再吸収がブドウ糖により競合阻害される。そのため，尿中排泄量が増加し血中1.5-AGが低下する。血糖コントロールが不良の場合は極端に低値となるので，正常～境界値付近の微妙な血糖コントロールを行うときに有効である。

3）インスリン分泌能と検査

　2型糖尿病で血糖値が上昇する要因には，インスリン分泌能の低下とインスリン抵抗性の増大が挙げられる。どちらの要因が大きいかにより治療方針が変わるため，患者ごとに評価する必要がある。以下に示す指標が有用である。

①インスリン分泌指数

　75gOGTTの結果からインスリン分泌指数（insulinogenic index：I.I.）を求めることができる。I.I.は糖摂取に対してのインスリン分泌を反映している。糖尿病患者ではこの値が0.4以下となり，境界型でも0.4以下のものは糖尿病への進展率が高い。

②C-ペプチド

　C-ペプチドはインスリンの前駆物質であるプロインスリンが膵β細胞内で切断され，インスリンと等モルで分泌されるペプチドである。よって，C-ペプチドの値を測定すれば内因性インスリン分泌能を把握することができる。空腹時血中C-ペプチド値が0.6ng/mL以下，24時間尿中C-ペプチド排泄量が20μg/日以下であればインスリン依存状態と考えられる。インスリン依存状態とはインスリンが絶対的に欠乏している状態で，生命維持にインスリンによる治療が不可欠となる。

4）インスリン抵抗性と検査

　インスリン抵抗性とは，血中のインスリン濃度に見合ったインスリン作用が得られない状態をいう。

①早朝空腹時血中インスリン値（IRI）

　早朝空腹時の血中インスリン値が15μU/mL以上を示す場合には，インスリン抵抗性が存在すると考えられる。

②HOMA-IR

　インスリン抵抗性の指標の1つとして，早朝空腹時の血中インスリン値と血糖値から計算される。インスリン抵抗性とは，血液中のインスリン濃度に見合ったインスリン作用が得られな

い状態のことである。HOMA-IRは空腹時血糖値140mg/dL以下の場合，ほかのより正確な方法で求めたインスリン抵抗性の値とよく相関しており，HOMA-IR値が1.6以下の場合は正常，2.5以上の場合にはインスリン抵抗性があると考えられている。

HOMA-IR＝空腹時インスリン値（μU/mL）×空腹時血糖値（mg/dL）/405

(2) 合併症

1) 急性合併症の病態と検査

① 低血糖

検査所見：血糖≦70mg/dL

糖尿病治療薬による過度の血糖低下作用により発症する。症状は交感神経系症状（脱力感，冷汗，手指振戦，顔面蒼白，動悸など）に続いて，中枢神経系抑制症状（頭痛，眼のかすみ，動作緩慢，集中力低下，意識障害，けいれんなど）が生じる。低血糖対策として，ブドウ糖（10g）または砂糖（20g），またはそれに相当する糖質を含む飲料150〜200mLをとる。重症で意識障害がある場合は，50％ブドウ糖20〜40mLを静脈内投与する。

② 糖尿病ケトアシドーシス

検査所見：血糖≧250mg/dL，尿中・血中ケトン体上昇，pH＜7.30，HCO_3^-≦18mEq/L，高カリウム血症，Cl^-＜95mEq/L，白血球増多

1型糖尿病の初発症状，シックデイ時のインスリン注射マネージメントエラー，アルコール多飲やステロイド，チアジド系利尿薬，ペンタミジン，抗精神薬（オランザピン，クエチアピン，クロザピンなど），免疫チェックポイント阻害薬（ニボルマブ）などの薬剤によって起こる。2型糖尿病患者でも大量の糖質摂取により起こる（ソフトドリンクケトーシス）。

症状として口渇，多飲，多尿，体重減少，全身倦怠感，悪心，嘔吐，腹痛，アセトン臭，Kussmaul大呼吸，血圧低下，頻脈などがある。治療は生理食塩水1L/時間で点滴静注を開始する。インスリンは少量持続静注が原則である。点滴内に速効型インスリン0.1単位/kg体重/時を投与する。なお，インスリン投与により，血清カリウム濃度が低下しやすいので注意する。

③ 乳酸アシドーシス

検査所見：乳酸値≧5.0mmol/L（45mg/dL），血液pH＜7.35，乳酸/ピルビン酸比の上昇，尿ケトン体（−）

メトホルミンが投与禁忌や慎重投与となっている患者に投与された場合に起こる。症状は胃腸障害，倦怠感，筋肉痛，過呼吸などである。致死率が高いので注意を要する。

治療はメトホルミンを中止し，血液透析による乳酸とメトホルミンの除去，輸液による強制利尿，炭酸水素ナトリウム静注などによるアシドーシスの補正（pH≧7.2，HCO_3^- 12mEq/Lまで）などの適切な処置を行う。乳酸値は運動や食事のほか，薬物治療による低血糖時も高値を示すため，区別に注意する。

2) 慢性合併症の病態と検査

長期間持続する高血糖により，全身の血管を中心とした組織の変性・機能喪失を生じる。細小血管症である腎症，網膜症，神経障害（糖尿病の3大合併症）と，大血管症である動脈硬化性疾患に分類される。その他として，足病変，歯周病などがある。患者のADLや寿命にも

大きな影響を与えることから，合併症の発症および重症化対策は重要な課題となっている。

①糖尿病腎症

　　検査所見：eGFR＜90mL/分/1.73m^2，尿中Alb/Cr≧30mg/g・Cr，尿蛋白定量≧0.15g/日

　高血糖状態が続くと，腎臓のメサンギウム細胞にブドウ糖が大量に流れ込み，メサンギウム基質が肥大して周囲の毛細血管を圧迫し，血流が悪くなる。血液をろ過する糸球体機能低下により，体内代謝産物や水分の排泄障害を来し，腎不全を引き起こす。

　eGFRが29mL/分以下の腎不全期では，倦怠感，浮腫，貧血，高血圧，高カリウム血症が進行し，15mL/分未満の腎不全末期では，肺水腫，心不全，出血傾向，振戦などの尿毒症症状が出現する。

②糖尿病網膜症

　　検査所見：眼底検査により正常または単純・増殖前・増殖網膜症の病期を診断

　網膜の血管壁細胞の変性，基底膜の肥厚による血管障害，血液成分の漏出が原因で，出血，白斑，網膜浮腫などの初期病変が発症する。初期の段階では自覚症状はみられないが，中期になると視界がかすむようになり，末期になると，視力低下や飛蚊症が起こり，さらには失明に至る場合もある。

③糖尿病神経障害

　　検査所見：アキレス腱反射，振動覚検査，触覚検査（モノフィラメントなど），末梢神経伝導検査，心電図R-R間隔変動など

　糖尿病神経障害には，多発神経障害（左右対称性神経障害）と単神経障害がある。糖尿病以外の原因による神経障害との鑑別が必要である。自立神経障害では，交感神経の反射性機能亢進の欠如による無自覚性低血糖や消化管運動機能低下により，便秘，下痢および血糖不安定を呈することが多い。

④動脈硬化性疾患

　動脈硬化性疾患は，高血糖の程度が軽い境界型でも発症し，かつ致命的な疾患となる。メタボリックシンドロームや喫煙症例ではさらにリスクが増大する。冠動脈疾患，脳血管障害，末梢動脈疾患（PAD）がある。

⑤糖尿病足病変

　　検査所見：外観観察，末梢動脈疾患の検査，神経障害の検査，感染部細菌検査

　糖尿病足病変には，足や爪の白癬症，足の変形や胼胝，足潰瘍や足壊疽まで幅広い病態が含まれる。治療の遅れで足の切断を余儀なくされることもある。フットケアチームを組織し，靴・保護具の選択，爪の切り方の指導を行い，定期的なフットケアを心がけることが重要である。

⑥歯周病

　　検査所見：歯肉腫脹，出血，口臭

　歯周病は糖尿病の重大な合併症である。主因は，生体の感染防御機能としてマクロファージ機能や好中球の細菌貪食能が高血糖によって低下し，歯周病原菌（Porphyromonas gingivalisなど）の増殖を制御できないことによる。血糖コントロールの悪化は歯周病を増悪させる。

⑦認知症

検査所見：MMSEまたは長谷川式簡易知能スケール，MRI

高齢糖尿病患者の認知症リスクは，非糖尿病者の2〜4倍であり，高齢糖尿病患者の認知症は血糖コントロールを悪化させる。認知機能を評価し，医師，薬剤師，看護師などの医療スタッフと家族が連携をとり対応することが肝要である。薬剤師は服薬管理やインスリン注射を支援することが重要である。

⑧その他

骨病変（骨折など）や手の病変（手のこわばり，腱鞘炎，手根管症候群など）がある。

4. 治療

糖尿病の薬物療法には，経口薬，注射薬（インスリン，GLP-1受容体作動薬）がある。1型糖尿病患者にはインスリン注射が必須となるが，2型糖尿病患者では食事療法と運動療法が基本で，薬物療法は補助療法となる。2型糖尿病患者への薬物療法は患者の病態，合併症に応じて薬剤が選択される。

(1) インスリン非依存状態の治療

1) 患者教育

インスリン非依存状態（2型糖尿病が中心）では段階的な治療が行われている（図7）。糖尿病の治療は従来から「患者教育」といわれており，治療の基本となる食事療法と運動療法が適切に行えるように，患者に糖尿病の診断，病態，合併症，治療法，日常生活の過ごし方などについて十分に時間をかけて説明することが肝要である。

2) 食事療法，運動療法

まず，患者の病態に合わせて食事療法と運動療法を開始する。コンプライアンスの状況とその成果に応じて食事療法，運動療法を強化する。2〜3カ月続けても目標の血糖コントロールを達成できない場合には薬物療法を開始する。

3) 薬物療法

通常はまず経口血糖降下薬を用いる。症例によっては，インスリン療法やGLP-1受容体作動薬を使用する場合もある。日本糖尿病学会の「糖尿病治療ガイドライン」では，投与薬剤の優先順位を決めておらず，代謝異常，肥満，慢性合併症の程度，年齢，腎・肝臓機能，インスリン分泌能やインスリン抵抗性（血中のインスリン濃度に見合ったインスリン作用が得られない状態）の程度を評価して薬物治療を決定していく。経口血糖降下薬は単独投与で少量から始め，血糖コントロール状態を観察しながら徐々に増量する。1種類の薬剤で投与量を増やしても効果が得られない場合は，2種類以上の薬剤を併用する。この場合，作用機序の異なる薬剤の組み合わせが有効だが，一部の薬剤では有効性および安全性が確立していない組み合わせもあり，注意が必要である。体重減少や生活習慣の改善による血糖コントロールの改善に伴って糖毒性が解除され，経口血糖降下薬やインスリン製剤の減量・中止が可能となることがある。

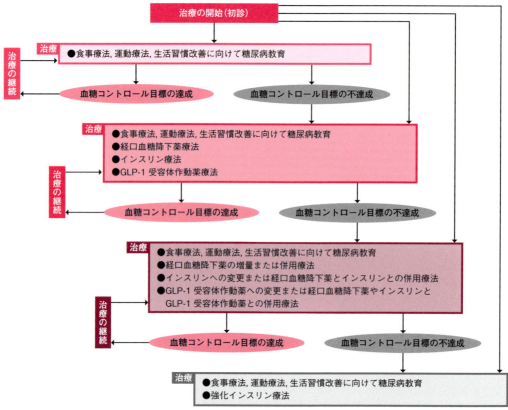

(日本糖尿病学会 編・著:糖尿病治療ガイド2018-2019, p.32, 文光堂, 2018)

図7 インスリン非依存状態の治療

5. 薬剤師が知っておきたい食事療法・運動療法

　薬剤師は,糖尿病治療は薬物治療が中心と考えていることが多いと思う。しかし,糖尿病では食事療法・運動療法こそが治療の基本中の基本であり,薬物療法を行う患者でも,食事療法・運動療法は欠かすことのできない治療方法である。食事療法を行っていくうえで重要なのは,「これはだめ,それはだめ」といったやり方は長続きしないこと,そして運動療法は患者の合併症に注意することである。また,治療がうまくいっているかどうかを血液検査で判定していく必要がある。糖尿病発症初期に治療がよくコントロールされると,「レガシーエフェクト(遺産効果)」があり,後の糖尿病人生を左右することがある。

(1) 食事療法の目的・方法

　食事療法の目的は,糖尿病患者の日常生活を営むのに必要な栄養素を摂取することと,糖

尿病の代謝異常を是正し，血糖，血中脂質，血圧などの動脈硬化因子となる病態を良好にし，合併症の発症予防，進展抑制をすることである。本来は管理栄養士の役割だが，薬局薬剤師も服薬指導を行う際には，指導ポイントとして食事療法のアドバイスを行うことも多くあると思う。食事療法を効果的に行うために，日本糖尿病学会編著『糖尿病食事療法のための食品交換表 第7版』を基礎として正しい知識を指導していくことが重要となる（図8）。

最近は1型糖尿病だけではなく，2型糖尿病にもカーボカウントを行うことが広がりつつある。カーボカウントは，基礎カーボカウントと応用カーボカウントがある。2型糖尿病では，主に基礎カーボカウントを用いて糖質量をどのくらい摂取しているかを把握することで，糖質摂取量が過剰になることを防ぐことができることになる（表6, 7）。強化インスリン療法を行っている患者は，基礎カーボカウントを正しく理解したうえで，応用カーボカウントを取り入れることによって必要なインスリンを注射することができるようになる。

例えば，インスリン分泌促進薬を飲んでいる患者から「低炭水化物食がダイエットによく効くと聞いたからやってもよい？」と聞かれたら，薬剤師としてどうするだろうか。必ず医師に了解を取っているか確認する。これは，低血糖のリスクが高くなる場合があるためである。服

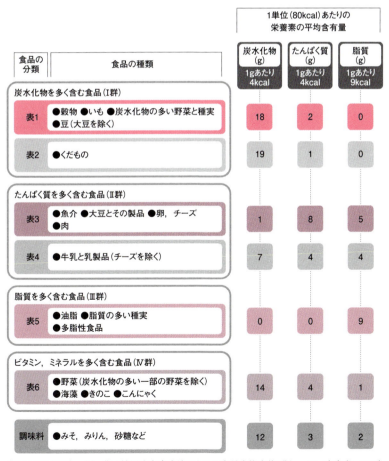

（日本糖尿病学会 編・著：糖尿病食事療法のための食品交換表第7版, p.13, 文光堂, 2013）
図8 食品分類表

表6 「食品交換表」1単位あたりの平均含有量から算出した炭水化物量(g)と，主な主食用食品由来の糖質量(g)

食品交換表の単位数	平均含有炭水化物量(g)	ごはん(精白米) 重量(g)目安	糖質量(g)*	パン(食パン) 重量(g)目安	糖質量(g)*	ゆでめん(ゆでうどん) 重量(g)目安	糖質量(g)*
2単位	36g	100g 子供茶碗1杯	37g	60g 6枚切1枚	27g	160g 2/3玉	33g
3単位	54g	150g 女茶碗1杯	55g	90g 4枚切1枚	40g	240g 1玉	50g
4単位	72g	200g 男茶碗1杯	74g	120g 6枚切2枚	53g	320g 1.3玉	67g
5単位	90g	250g 丼・カレー	92g	150g 5枚切2枚	67g	400g 1.5玉	84g

＊糖質量(g)：「食品交換表」第7版・参考資料(104，105頁)から算出した糖質量(g)

(日本糖尿病学会　編・著：医療者のためのカーボカウント指導テキスト，p.26，文光堂，2017)

表7 血糖コントロールが改善しない場合の原因と理由

課題		原因	理由の例
高血糖	食直後の高血糖	糖質の過食 易吸収性糖質の偏食 食物繊維不足	カーボカウントの過小評価 歯牙欠損，口腔内炎症など 副菜の不足
	食後遷延する高血糖	たんぱく質・脂質の過食	脂質摂取量への無関心 脂質含有量の過小評価
		追加インスリン不足	インスリン量決定の誤り
	慢性的高血糖	エネルギー過剰摂取	必要エネルギー量算出法の誤り 消費エネルギーの過大評価
		基礎インスリン不足	インスリン量，注射時刻の変動
低血糖	食前低血糖	不規則な食事時間	不規則な生活時間・スケジュール
	運動をした翌日の低血糖	糖利用亢進	インスリン量決定の誤り
	食直後の低血糖	糖質摂取不足 糖質吸収遅延 アルコール摂取	カーボカウントの過大評価 胃腸神経障害 アルコール性低血糖

(日本糖尿病学会　編・著：医療者のためのカーボカウント指導テキスト，p.31，文光堂，2017)

用している薬の内容で違うが，低血糖を防ぐことは薬剤師の果たすべき役割の1つといえよう。

高齢者に食事療法を行う場合，サルコペニアやフレイルに注意が必要となる。また，低栄養のリスクのある患者は，栄養バランスに注意した比較的多めのエネルギーを摂取する必要がある。重度の腎障害がなければ，蛋白質を十分に摂取することが重要である。

(2) 運動療法

運動療法は，食事療法・薬物療法と並び，糖尿病治療の有力な手段である。特に，2型糖尿病で血糖コントロールが安定している場合，食事療法とともに運動療法を行うと，血糖が下がるだけでなく，糖尿病のさまざまな症状が改善され，動脈硬化の予防，老化防止にも効果があることが実証されている。

しかし，進行した合併症があるときや血糖値が高いとき(250mg/dL以上)には，運動がか

表8 運動によるエネルギー消費量の目安

運動の強さ	1単位あたりの時間	運動内容
非常に軽い	30分くらい続けて1単位	散歩，乗物（電車，バス立位），炊事，家事（洗濯，掃除），買物，体操（軽い）
軽い	20分くらい続けて1単位	歩行（70m/分），入浴，階段（おりる），ラジオ体操，自転車（平地），ゴルフ
中等度	10分くらい続けて1単位	ジョギング（軽い），階段（のぼる），自転車（坂道），歩くスキー，スケート，バレーボール，登山，テニス（練習）
強い	5分くらい続けて1単位	マラソン，縄跳び，バスケットボール，ラグビー，水泳（平泳ぎ），剣道

食品1単位は80kcal相当。インスリン治療中の患者さんの補食の目安。

（日本糖尿病学会　編・著：患者さんとその家族のための糖尿病治療の手びき2017改訂57版，p.58，南江堂，2017）

えって病状を悪化させることがある。「何をどの程度行うのが効果的なのか」を正しく理解し，適度な運動を上手に生活に取り入れてもらう必要がある。

　ウォーキング，ジョギング，水泳など，全身の筋肉を使った有酸素運動が代表的な運動であり，基礎代謝量の維持・増加させるレジスタンス運動を取り入れると，より効果的であるといわれている。レジスタンス運動としては，立位でひざの屈伸を行うスクワットトレーニングや道具（ゴムチューブなど）を使う運動がある（表8）。

　高齢者において，歩行などの運動療法は代謝異常の是正だけでなく，生命予後，ADLの維持，認知機能低下の抑制にも有効である。高齢者でもレジスタンス運動を取り入れることで血糖値が改善し，筋肉を維持増強することとなる。

　食事療法・運動療法は専門外で難しいと思わず，患者の立場になりながら一緒に考えていくことが重要である。やってほしいことだけ並べても，患者が困惑してしまうので，できることを見つけ，達成できたら褒め，新しいことに向き合うようにすると，療養指導の幅が広がるであろう。

　薬剤師は薬のことだけを話すのではなく，食事療法や運動療法を学び，それらを服薬指導に生かすことで，より実践的で患者満足度のあがる療養指導ができる。より詳しいことは管理栄養士や理学療法士などと連携し，情報を共有していくことが重要だと考える。

参考文献

1) 門脇孝　監，日本くすりと糖尿病学会　編：薬剤師のための糖尿病療養指導ガイド，じほう，2012
2) 日本糖尿病療養指導士認定機構：糖尿療養指導ガイドブック2018，メディカルレビュー社，2018
3) 日本糖尿病学会　編著：カーボカウントの手びき，文光堂，2017
4) 日本糖尿病学会　編著：医療者のためのカーボカウント指導テキスト，文光堂，2017
5) 日本老年医学会　他　編著：高齢者糖尿病診療ガイドライン2017，南江堂，2017
6) 日本糖尿病学会　編著：患者さんとその家族のための糖尿病療養の手びき2017，南江堂，2017

3 糖尿病治療薬とそのリスク管理

1. 薬物療法（薬効群ごとの特徴）

（1）薬物療法

　糖尿病の薬物療法には，経口薬と注射薬がある．1型糖尿病が疑われる場合には，直ちにインスリン療法が開始される．一方，2型糖尿病ではまず少量から始め，血糖コントロールの改善により糖毒性が解除され，経口薬や注射薬が減量もしくは中止されることがあることを念頭に薬学的管理を行うべきである．

（2）経口薬

　2型糖尿病の成因としてインスリン抵抗性とインスリン分泌能が関与しており，現在使用されている経口薬は，インスリン抵抗性改善系，インスリン分泌促進系，糖吸収・排泄調節系の3種類に分けられる（図1）．どの経口薬を使用するかは，インスリン抵抗性とインスリン分泌能の程度をインスリン分泌指数，HOMA-IRなどを用いて評価し，決定することが望ましい

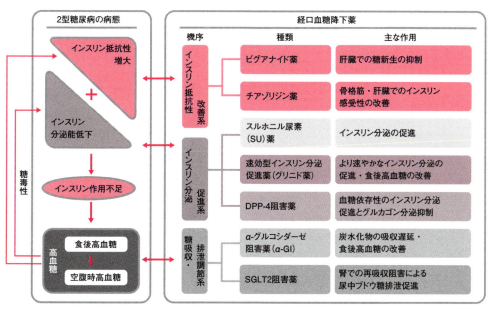

食事，運動などの生活習慣改善と1種類の薬剤の組み合わせで効果が得られない場合，2種類以上の薬剤の併用を考慮する．
作用機序の異なる薬剤の組み合わせは有効と考えられるが，一部の薬剤では有効性および安全性が確立していない組み合わせもある．
詳細は各薬剤の添付文書を参照のこと．

（日本糖尿病学会　編・著：糖尿病治療ガイド2018-2019，p.33，文光堂，2018）

図1　病態に合わせた経口血糖降下薬の選択

(「第2章 3. 診断と検査」参照)。一般的に肥満者(BMIが25以上)でインスリン抵抗性が推定される場合は、メトホルミンが第1選択薬となる。また、食後のみの高血糖であればα-GI薬やグリニド薬が第1選択薬となる[1]。

なお、妊娠中または妊娠する可能性の高い女性に対しては、すべての経口薬は禁忌となっている。

1) ビグアナイド薬

メトホルミンはビグアナイド系(2つのグアニジン基に多数のメチル基が結合したもの)に分類される。主に、肝臓でAMPキナーゼの活性化などの機序で糖新生を抑制する。さらに、食後の腸管でのブドウ糖吸収抑制や、末梢組織でのインスリン抵抗性改善などの膵外作用により、血糖降下作用を発揮する。インスリン抵抗性という概念の普及に加え、UKPDS (United Kingdom Prospective Diabetes Study)の報告によって再評価され、肥満2型糖尿病患者例では第1選択薬となり、汎用されている[2]。

適応
- 肥満やインスリン抵抗性を有する2型糖尿病に用いる。また、非肥満例にも有効である。
- 腎機能で推定糸球体濾過量eGFRが30 (mL/分/1.73m^2)未満の場合には禁忌である。
- 75歳以上の高齢者に対する新規処方は推奨されない。

患者説明
- インスリン分泌作用はないので、単独使用では低血糖は発症しない。
- スルホニル尿素薬(SU薬)やインスリンとの併用で低血糖を起こすことがあるので、その症状と対応を指導する。
- 副作用は食欲不振、悪心、嘔吐、下痢などの消化器症状である。
- 重篤な副作用として乳酸アシドーシスがある(「第2章 3.診断と検査」参照)。
- 乳酸アシドーシスを発症しやすい状態(腎機能障害、脱水、シックデイ、過度のアルコール摂取者、心血管・肺機能障害、手術前後、肝機能障害、高齢者など)の場合は、服用しないよう説明する。
- シックデイの際にも脱水が懸念されるので、服薬をいったん中止し、主治医に連絡するよう説明する。
- 脱水を予防するために日常生活において適度に水分摂取するよう説明する。

モニタリング
- 乳酸アシドーシスは、高齢者だけでなく若年者に少量投与でも不適切な使用により発症することがある。経口摂取が困難な患者や、寝たきりなど全身状態が悪い患者には投与しないことを大前提とする。
- 利尿作用を有する薬剤(利尿薬、SGLT2阻害薬など)との併用時には、特に脱水に対する注意が必要。
- ヨード造影剤、腎毒性の強い抗生物質(ゲンタマイシン)などとの併用は、腎機能を低下させ乳酸アシドーシスを起こすことがあるので注意する。ヨード造影剤使用の際は検査前後2日間、メトホルミンを中止する。

2) チアゾリジン薬

　チアゾリジン薬は，脂肪細胞に存在するPPARγに作用して，肥大化した脂肪細胞を減少させ，小型脂肪細胞を増やす。その結果，インスリン抵抗性を改善することにより高インスリン血症を改善し，高血糖を是正する薬剤である。

適応
- 肥満を伴いインスリン抵抗性を有する2型糖尿病に用いる。

患者説明
- 副作用として，循環血漿量の増加に伴う心不全の増悪または発症，浮腫，心不全症状がある。
- 長期投与により体重が増加しやすいので，食事療法を遵守するよう説明する。

モニタリング
- 浮腫は女性に多く報告されているので，女性には1日1回15mgから投与を開始し，増量する場合は浮腫の発現に留意する。
- 休薬，中止，減量または利尿薬投与で回復するが，本剤投与中は急激な水分貯留による心不全について十分注意する。
- 類薬のトログリタゾン（ノスカール）の使用により重篤な肝障害が出現したことから，肝機能検査（投与開始前・投与後1年間は定期受診時，以後定期的に）の実施が指示されている。
- 骨折のリスクが高くなるという報告がある[3]。
- 膀胱がんの発症頻度が増加するという報告があり，膀胱がんやその疑いのある症例には投与しない。

3) SU薬

　膵β細胞膜上のSU受容体に結合してATP感受性K^+チャネルを閉鎖し，細胞膜を脱分極させ，電位依存性Ca^{2+}チャネルを開口し，Ca^{2+}イオンを細胞内へ流入させることによりインスリン分泌を促進し，血糖を降下させる。グリメピリドは膵外作用も有することが報告されている。

適応
- インスリン分泌能が比較的保たれている2型糖尿病患者に用いる。
- 血糖降下作用は強い。

患者説明
- 低血糖を起こしやすく，遷延しやすい。低血糖の症状および対応について十分指導する（「第2章 3.診断と検査」，「第3章 2.ハイリスク薬管理」参照）。
- 服用により体重増加を起こしやすい。
- 食事療法および運動療法を遵守すること。

モニタリング
- コントロール不良，2次無効，肥満例やインスリン抵抗性の強い症例に対して，漫然とした投与が行われていないかチェックする。
- 良好なコントロールが得られれば投与を継続するが，維持量はできるだけ少量とする。良

好なコントロール時には，低血糖を起こしやすいので注意する。
- DPP-4阻害薬との併用で，重篤な低血糖を起こすことが報告されている[4]。また，ACE阻害薬とARBの併用開始時には，低血糖発症に注意する。
- 腎・肝障害のある患者および高齢者は，遷延性低血糖を来しやすいので注意を要する。
- サプリメントの服用の有無について確認する。

4) 速効型インスリン分泌促進薬

SU薬と同じく，膵β細胞膜上のSU受容体に結合し，インスリン分泌を介して服用後短時間で血糖降下作用を発揮する。SU薬と比較して吸収および血中からの消失が早く，食後血糖上昇を制御する。現在ではナテグリニドとミチグリニドが販売されている。

適応
- 2型糖尿病における食後血糖の改善に用いる。ただし，食事療法・運動療法で十分に血糖が下がらない場合に使用する。
- 一般に推定罹病期間が5年以内で，空腹時血糖値が140mg/dL以下とあまり高くない軽症の患者で，食事療法・運動療法に加えてα-グルコシダーゼ阻害薬（α-GI薬）で食後血糖が下がらない場合に併用する。
- 空腹時血糖が大幅に上昇している例にはあまり効果が期待できない。

患者説明
- 必ず食直前（ナテグリニド，レパグリニドは食直前10分以内，ミチグリニドは食直前5分以内）に服用するよう指導する。
- SU薬と作用機序が同じことから重篤な低血糖が起こる可能性がある。

モニタリング
- SU薬との併用は認められていない。
- 肝・腎機能障害を有する患者および高齢者は，遷延性低血糖を起こすことがあるので注意する。

5) DPP-4阻害薬

インクレチン関連薬の1つである。インクレチンは，小腸粘膜に局在する細胞から食物の刺激により分泌され，膵β細胞からのインスリン分泌を促進するホルモンで，GLP-1とGIPがある。インクレチンは，ジペプチジルペプチダーゼ-4（DPP-4）によって短時間で分解・不活化される。DPP-4阻害薬は血糖依存的にインスリン分泌を促進し，グルカゴン分泌を抑制する。単独投与では低血糖の可能性は少なく，血糖コントロール改善に際して体重が増加しにくい。

適応
- 食事療法・運動療法で高血糖が是正できない2型糖尿病患者に用いる。

患者説明
- 食事の影響を受けないので，食前投与，食後投与のいずれでも可能である。
- SU薬との併用で，重症低血糖が起こる危険性があることを説明する。

モニタリング
- SU薬との併用で低血糖が出現することがあるので，併用する場合はSU薬の減量を考慮す

る。特に高齢者（65歳以上），軽度腎機能低下（Cr 1.0mg/dL以上）は要注意である。
・シタグリプチン，アログリプチン，アナグリプチン，サキサグリプチン，トレラグリプチン，オマリグリプチンは，腎機能障害がある患者では排泄が遷延し，血中濃度が上昇するおそれがあるので注意する必要がある。

6）α-グルコシダーゼ阻害薬

二糖類を単糖類に加水分解する酵素であるα-グルコシダーゼの作用を阻害し，糖の吸収を遅らせることによって食後の高血糖を抑制する。単独では低血糖を来す可能性は極めて低い。

適応
・空腹時血糖はさほど高くはないが，食後に著しい高血糖を呈する2型糖尿病患者に用いる。

患者説明
・薬剤の作用機序から，食直前に服用する。
・消化器症状として，放屁，腹部膨満，鼓腸などの副作用がある。
・ほかの糖尿病治療薬との併用により低血糖が発症した際には，ブドウ糖を服用するよう説明する。

モニタリング
・高齢者や腸閉塞の既往のある患者，腹部手術歴のある患者に対しては慎重投与である。
・肝機能障害も報告されており，定期的な血液検査が必要である。
・服薬コンプライアンス（食直前服用）のチェックを行う。食後服用薬との併用がある場合は，併用薬を食前服用に変更することを考慮する。
・炭水化物摂取量が全摂取量の50％未満の場合，薬剤の効果が発現しにくいので，食事療法のコンプライアンスをチェックする。
・ジアスターゼなどの炭水化物消化酵素薬との併用により，α-GI薬の薬効が減弱される可能性があるので注意する[5]。

7）SGLT2阻害薬

近位尿細管でSGLT2の働きを阻害することにより，ブドウ糖の再吸収を抑制することで尿糖排泄を促進し，血糖降下作用を発揮する。体重減少，血圧低下，脂質改善が期待できる。なお，インスリン作用には依存しないため，単独では低血糖の可能性は少ない。近年，心疾患による死亡を改善させるとの報告があり，循環器領域で汎用されつつある。

適応
・食事療法，運動療法で高血糖が是正できない2型糖尿病患者に用いる。

患者説明
・脱水に注意して，適度の水分補給を行うように説明する。特に高齢者，腎機能障害のある患者，利尿薬服用患者においては注意する。
・SU薬，グリニド薬，インスリン，GLP-1受容体作動薬と併用する場合は低血糖に注意するよう説明する。
・シックデイのときには服用を中止する。

モニタリング
- 尿路感染症や性器感染症（特に女性）に注意する。
- 頻尿，多尿がみられることがある。
- 薬疹など皮膚症状に注意する。
- 服用中は血糖コントロールが良好であっても尿糖陽性を示す。

8) 配合薬

　配合薬により，服薬する製剤の種類および錠数が減少し，患者のアドヒアランスが向上することが期待できる。しかしながら，用量の調整や副作用の原因薬の同定が困難になるなどのデメリットもある。

(3) 注射薬

　注射薬にはインスリンとGLP-1受容体作動薬がある。

1) インスリン

　DCCT (Diabetes Control and Complications Trial) および熊本スタディの報告により，1型のみならず2型糖尿病にもインスリン療法が積極的に行われるようになった。科学的根拠に基づいたインスリン製剤の選択と処方，導入時の心理的フォローと正確な自己注射の手技指導，そして定期的な自己管理のチェックなど，これらのトータルケアをいかに的確に実践できるかが問われている。インスリン療法は，糖尿病療養指導の集大成ともいえる。

インスリン療法の位置づけ

　インスリン療法の絶対的適応と相対的適応を表1に示した。インスリン治療の基本は，インスリン製剤の基礎補充と追加補充により，健常人の血中インスリンの変動パターンを再現することにある。幸いなことに，インスリン製剤の種類は多彩であり，デバイス（注入器）の選択

表1　インスリン療法の適応

1. インスリン療法の絶対的適応
   ①インスリン依存状態
   ②高血糖性の昏睡（糖尿病ケトアシドーシス，高浸透圧高血糖状態）
   ③重症の肝障害，腎障害を合併しているとき
   ④重症感染症，外傷，中等度以上の外科手術（全身麻酔施行例など）のとき
   ⑤糖尿病合併妊婦（妊娠糖尿病で，食事療法だけでは良好な血糖コントロールが得られない場合も含む）
   ⑥静脈栄養時の血糖コントロール

2. インスリン療法の相対的適応
   ①インスリン非依存状態の例でも，著明な高血糖（たとえば，空腹時血糖値250mg/dL以上，随時血糖値350mg/dL以上）を認める場合
   ②経口薬療法のみでは良好な血糖コントロールが得られない場合
   ③やせ型で栄養状態が低下している場合
   ④ステロイド治療時に高血糖を認める場合
   ⑤糖毒性を積極的に解除する場合

（日本糖尿病学会　編・著：糖尿病治療ガイド2018-2019, p.61-62, 文光堂, 2018）

肢も拡大している。

インスリン製剤の種類

　ヒトインスリンに加えてアナログインスリンが開発された。作用時間により，超速効型，速効型，混合型，配合溶解型，中間型，持効型溶解に分類される（**表2**）。また，形状によりバイアル，カートリッジ，プレフィルド／キット製剤に分類される。個々の症例に対してこれらの多種多様なインスリン製剤ならびにデバイスの中から，いかにして適切な製剤とデバイスを選択し，適切な投与量と投与時間を処方するかが医療スタッフの腕の見せどころである。

インスリン療法の実際

　インスリンの絶対的適応例には，直ちにインスリン導入が必要となる。しかし，相対的適応例，特に経口血糖降下薬で治療していても血糖コントロールが不十分な症例に，「どの段階でどのようにインスリンを用いるか」はコンセンサスが得られていない。一般的に，経口血糖降下薬を最大量使用しても，空腹時血糖値が200mg/dL以上，HbA1cが9％以上の場合はインスリン導入が検討される。しかし，肥満傾向が強くインスリン抵抗性のある症例に対するインスリン療法の適応は，逆にインスリン需要の増大を来し，ブドウ糖毒性（Glucose Toxicity）を増悪させる結果を招くことがあるので注意する。

①従来インスリン療法（Conventional Insulin Therapy：CIT）

　従来インスリン療法は基礎補充療法とも呼ばれ，中間型（または混合型）あるいは持効型溶解インスリンを，1日1回または2回投与する（**図2**）。前者は2型糖尿病患者に対するインスリン導入時に用いられる。1日2回注射法をインスリン治療の開始から勧める報告もあるが，夕食前のインスリン注射により，夜中に低血糖を起こす危険があるので，十分な教育と夜中の血糖測定が必要である。

②強化インスリン療法（Intensive Conventional Therapy：ICT）

　強化インスリン療法の目的は，インスリンの基礎分泌と追加分泌を補い，頻回にわたる血糖測定とそれに基づくインスリン投与量の頻回の修正を行い，生理的なインスリン分泌状態に近づけることである。強化インスリン療法に必要な条件として，患者教育が十分であること，患者本人も意欲を持っており，動機づけ，受け入れ態度が良好で，血糖自己測定を行えること，加えてトラブル発生時に適宜対処しうる能力を持っていることなどの条件を満たす必要がある。

　強化インスリン療法は，図2に示すようにインスリンを3～4回と頻回に注射する方法で，基礎-追加補充療法（Basal-Bolus療法）とも呼ばれる。インスリンの種類は，毎食前に投与するインスリンとして速効型または超速効型を使用し，就寝前には中間型（N）または持効型溶解インスリンを使用する。

③経口血糖降下薬治療中の患者のインスリン療法への移行

　経口血糖降下薬治療中にインスリン療法へ移行する場合は，以下の通りである。

・経口血糖降下薬では十分な血糖コントロールが得られないとき
・肝・腎障害，SU薬の副作用などにより，インスリンに変更するとき
・妊娠を前提とするとき
・手術や感染症合併のとき

　インスリン療法移行時に注意すべきことは，低血糖の対処法を家族も含めて十分に指導する

表2 糖尿病注射薬（インスリン製剤）

分類	ヒトインスリン製剤	インスリンアナログ製剤	識別色（外箱・ラベルなど）	一般名（商品名）	キット製剤 300単位/3mL〈針〉
超速攻型		○	スカイブルー	インスリン グルリジン（遺伝子組換え）（アピドラ）	ソロスター
		○	オレンジ	インスリン アスパルト（遺伝子組換え）（ノボラピッド）	フレックスタッチ
					フレックスペン
					イノレット
		○	あずき	インスリン リスプロ（遺伝子組換え）（ヒューマログ）	ミリオペン
速攻型	○		黄	インスリン ヒト（遺伝子組換え）（ノボリンR）	フレックスペン
	○		黄	インスリン ヒト（遺伝子組換え）（ヒューマリンR）	ミリオペン
混合型		○	ベージュ	インスリン アスパルト（遺伝子組換え）（ノボラピッド70ミックス）	フレックスペン
		○	ピンク	インスリン アスパルト（遺伝子組換え）（ノボラピッド50ミックス）	フレックスペン
		○	あずき／赤	インスリン リスプロ（遺伝子組換え）（ヒューマログミックス50）	ミリオペン
		○	ロイヤルブルー	インスリン アスパルト（遺伝子組換え）（ノボラピッド30ミックス）	フレックスペン
	○		茶	インスリン ヒト（遺伝子組換え）（ノボリン30R）	フレックスペン
			茶	インスリン ヒト（遺伝子組換え）（イノレット30R）	フレックスペン
	○		茶	ヒトインスリン（遺伝子組換え）（ヒューマリン3/7）	ミリオペン
		○	あずき／黄	インスリン リスプロ（遺伝子組換え）（ヒューマログミックス25）	ミリオペン
中間型		○	あずき／緑	インスリン リスプロ（遺伝子組換え）（ヒューマログN）	ミリオペン
	○		黄緑	インスリン ヒト（遺伝子組換え）（ノボリンN）	フレックスペン
	○		黄緑	ヒトインスリン（遺伝子組換え）（ヒューマリンN）	ミリオペン
持効型		○	アップルグリーン	インスリン グラルギン（遺伝子組換え）（ランタスXR）	ソロスター（450単位/5mL）
		○	むらさき	インスリン グラルギン（遺伝子組換え）（ランタス）	ソロスター
		○	うぐいす	ⒷⓈインスリン グラルギンBS注「リリー」	ミリオペン
		○	むらさき	ⒷⓈインスリン グラルギンBS注キット「FFP」	キット
		○	若草	インスリン デグルデク（遺伝子組換え）（トレシーバ）	フレックスタッチ
		○	グリーン	インスリン デテミル（遺伝子組換え）（レベミル）	フレックスペン
					イノレット
配合溶解型		○	スカイブルー	インスリン アスパルト（遺伝子組換え）／インスリン デグルデク（遺伝子組換え）（ライゾデグ）	フレックスタッチ

＊1 定常状態において作用が持続する　＊2 反復投与時の持続時間　（注）ⒷⓈはバイオシミラー

カートリッジ製剤 300単位/3mL〈針〉〈携帯用注入器〉	バイアル製剤 100単位/1mL〈針付注射筒〉	作用発現時間 (hr)	最大作用発現時間 (hr)	作用持続時間 (hr)	性状
カート	バイアル	<15min	0.5〜1.5	3〜5	無色澄明の液
ペンフィル	バイアル	10〜20min	1〜3	3〜5	
カート	バイアル	<15min	0.5〜1.5	3〜5	
−	バイアル	約0.5	1〜3	約8	無色澄明の液
カート	バイアル	0.5〜1	1〜3	5〜7	
−	−	10〜20min	1〜4	約24	白色の懸濁液
−	−	10〜20min	1〜4	約24	
カート	−	<15min	0.5〜4	18〜24	
ペンフィル	−	10〜20min	1〜4	約24	
−	−	約0.5	2〜8	約24	
−	−				
カート	バイアル	0.5〜1	2〜12	18〜24	
カート	−	<15min	0.5〜6	18〜24	
カート	−	0.5〜1	2〜6	18〜24	白色の懸濁液
−	−	約1.5	4〜12	約24	
カート	バイアル	1〜3	8〜10	18〜24	
−	−	データなし	明らかなピークなし	>24	無色澄明の液
カート	バイアル	1〜2	明らかなピークなし	約24	
カート	−				
−	−				
ペンフィル	−	該当なし（定常状態）[*1]	明らかなピークなし	>42 [*2]	
ペンフィル	−	約1	3〜14	約24	
−	−	10〜20min	1〜3	>42 [*2]	

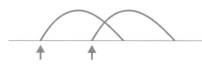
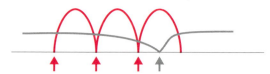

図2　インスリン療法の比較

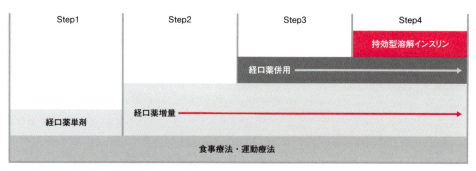

図3　BOTによる段階的な2型糖尿病治療

ことである．インスリン療法移行時には，経口血糖降下薬投与中止の翌朝からインスリン注射を開始する場合と，SU薬の用量を維持または減量してインスリンを併用する場合がある．経口血糖降下薬は，投与中止後最大5日間，薬効が残存する場合があるので注意を要する．

④**基礎インスリンと経口血糖降下薬との併用療法**（Basal Supported Oral Therapy：BOT）

　経口血糖降下薬を服用している患者で血糖コントロールが不良な場合に，経口薬を中止せず継続したまま，基礎インスリン（持効型溶解インスリン）を夜1回（または朝1回）追加する治療法である（図3）．インスリン注射の回数が夜または朝1回なので，人前でインスリンを注射する心配をしなくてよいため，導入受け入れがよいとされている．欧米ではインスリン導入においてはBOTが推奨されている．

2）GLP-1受容体作動薬

　膵β細胞膜上のGLP-1受容体に結合し，血糖依存的にインスリン分泌を促進し，かつグルカゴン分泌を抑制させ，血糖降下作用を発揮する．また，胃内容物排出作用があり，空腹時血糖値と食後血糖値の両方を低下させる．食欲抑制作用があり，体重低下作用を有する．

患者説明
- 単独では低血糖を来す可能性は低い．
- 副作用として，下痢，便秘，吐き気などの胃腸障害が投与初期に認められる．
- 急性膵炎の報告がある．急性膵炎の初期症状は嘔吐を伴う持続的な激しい腹痛である．

モニタリング
- インスリン非依存状態の患者に用いる。インスリン依存状態（1型糖尿病患者など）への適応はない。
- SU薬との併用で低血糖の発現頻度が高くなるので，定期的に血糖測定を行う。

2. ハイリスク薬管理

(1) ハイリスク薬とは

　医薬品は安全管理に十分な配慮が必要であり，調剤や使用方法を誤ると調剤事故や副作用が起き，患者の生命に危険を及ぼしかねない。また，近年新しい作用機序を持った医薬品が保険適用になり，より専門的な安全使用の管理が求められている。

　厚生労働科学研究で2007年に発表された「『医薬品の安全使用のための業務手順書』作成マニュアル」では，以下のように示している。

1．投与量等に注意が必要な医薬品
2．休薬期間の設けられている医薬品や服薬期間の管理が必要な医薬品
3．併用禁忌や多くの薬剤との相互作用に注意を要する医薬品
4．特定の疾患や妊婦等に禁忌である医薬品
5．重篤な副作用回避のために，定期的な検査が必要な医薬品
6．心停止等に注意が必要な医薬品
7．呼吸抑制に注意が必要な注射薬
8．投与量が単位（Unit）で設定されている注射薬
9．漏出により皮膚障害を起こす注射薬

　これらの内容を踏まえ，日本病院薬剤師会と日本薬剤師会がそれぞれ「ハイリスク薬の薬剤管理指導に関する業務ガイドライン」，「薬局におけるハイリスク薬の薬学的管理指導に関する業務ガイドライン」を2009年に作成した。

　ハイリスク薬については種々の定義があるが，本書における「特に安全管理が必要な医薬品（ハイリスク薬）」は，抗悪性腫瘍薬，免疫抑制薬，不整脈用薬，抗てんかん薬，血液凝固阻止薬，ジギタリス製剤，テオフィリン製剤，精神神経用薬，カリウム製剤（注射薬に限る），糖尿病用薬，膵臓ホルモン薬，抗HIV薬とする。これら医薬品の詳細については，2016年の調剤報酬改定において，特定薬剤管理指導加算の対象となる薬剤として，厚生労働省のホームページにも掲載されている。

1) 糖尿病用薬の薬学的管理指導

　糖尿病用薬はハイリスク薬に含まれており，服用対象患者も多い。薬学的管理指導としては，患者情報を把握し，使用薬剤の用量・用法を確認し，十分な情報を患者に説明し，そのうえで，薬物療法の意義に対して患者の理解を得て，薬物治療が適切に行われているかの確認をする。また，副作用発生時の対処法の指導，薬物相互作用の確認，薬物治療モニタリングについての十分な聴取が必要である。日本薬剤師会が作成した「薬局におけるハイリスク薬の

表3　薬局での糖尿病薬のハイリスク薬服薬管理

1. 患者に対する処方内容（薬剤名，用法・用量等）の確認
2. 服用患者のアドヒアランスの確認(Sick Day時の対処法についての指導)
3. 副作用モニタリング及び重篤な副作用発生時の対処方法の教育(低血糖及び低血糖状態出現時の自覚症状とその対処法の指導)
4. 効果の確認〔適正な用量，可能な場合の検査値(HbA1cや血糖値)のモニター〕
5. 一般用医薬品やサプリメント等を含め，併用薬及び食事との相互作用の確認
6. 注射手技の確認(薬剤の保管方法，空打ちの意義，投与部位等)，注射針の取り扱い方法についての指導

（日本薬剤師会：薬局におけるハイリスク薬の薬学的管理指導に関する業務ガイドライン第2版，p.6，2011）

薬学的管理指導に関する業務ガイドライン」において示されている，糖尿病用薬のハイリスク薬の薬学的管理指導内容を表3に紹介する。ただし，具体的管理方法は明記されていないため，これらを「経口薬療法」と「注射療法」に分けて述べる。

(2) 経口薬

経口薬の注意すべき事項として，以下の項目が挙げられる。

①医師から説明，指導を受けた患者処方（薬剤名，用法，用量など）の確認
②服用期間中の患者アドヒアランスの確認（服用忘れの対処法の指導，服用回数・服用時間が患者のライフスタイルとあっているか，シックデイ時の対処法の指導）
③低血糖の説明，低血糖出現時の対処法（ほかの糖尿病薬との併用や高齢者，服用量や服用時間の誤り，食事摂取をしなかった場合），ブドウ糖携帯の指導，副作用モニタリングおよび重篤な副作用発生時の対処方法の指導・教育
④適正な用量での効果の確認，血液検査データによる治療経過の確認
⑤サプリメントなどを含む一般用医薬品や併用薬および食事との相互作用の確認

まず注意すべき事項は，薬剤名，用法，服用時間の説明，副作用としての低血糖の説明，服用を忘れたときの対処などが挙げられるが，薬剤ごとの作用の特徴の違いから，低血糖のリスクも飲み忘れたときの対処も異なる。

経口血糖降下薬は通常インスリン抵抗性改善系，インスリン分泌促進系，糖吸収・排泄調節系の3種類に分けられる（p.21，図1）。このことから，薬剤系ごとに「処方箋受付時の確認」，「服薬指導時の確認」，また投薬後のフォローとして「服薬効果の確認」，「副作用モニタリングおよび対処法」に分けて注意点を説明する。

1) 処方箋受付時の確認

まず処方箋を受け取ったら，患者インタビュー，過去の薬歴より処方内容が適切かどうかの判断が必要である。

経口血糖降下薬全般

肝障害，腎障害，脳下垂体機能不全または副腎機能不全，栄養不良状態，飢餓状態，不規則な食事摂取，食事摂取量の不足・衰弱状態，激しい筋肉運動，過度のアルコール摂取者は，重篤かつ遷延性の低血糖を起こす可能性がある。妊娠中または妊娠する可能性の高い場合，お

よび授乳中には経口薬は使用しない。

インスリン抵抗性改善系
＜チアゾリジン薬＞
・女性・高齢者では1mgから開始し，浮腫に注意する。
・膀胱がん，心不全既往者には使用しない。

＜ビグアナイド薬＞
・腎機能低下患者やヨード造影剤投与前の患者は，乳酸アシドーシスを起こしやすい。
・検査後48時間は投与しない[6]。

インスリン分泌促進系
＜SU薬，速効型インスリン分泌促進薬＞
・腎機能障害患者では，遷延性低血糖の可能性がある。

＜DPP-4阻害薬＞
・膵炎の既往者は，急性膵炎が現れることがある。

糖吸収・排泄調節系
＜α-GI薬＞
・高齢者や開腹手術歴のある患者は，腸閉塞を引き起こす可能性がある。

＜SGLT2阻害薬＞
・腎盂腎炎，尿路感染症，性器感染症の患者は，症状を悪化させる可能性がある。
・過度な体重減少がみられる患者でないこと。特に高齢者では，栄養不良状態からの脱水症状を起こしやすい[7]。

相互作用
血糖コントロールに影響を及ぼす医療用医薬品，市販薬，食品，健康食品，サプリメントなど多々存在するので注意が必要である（薬物相互作用についてはp.44を参照）。また，DPP-4阻害薬とSU薬との併用で重篤な低血糖による意識障害を起こす例が報告されており，糖尿病薬同士の併用にも注意が必要である[4]。

2) 服薬指導時の確認
患者の基本情報，心理，生活環境をもとに，副作用の回避，有効性の確保，医薬品の適正使用のための服薬指導が必要である。

経口血糖降下薬全般
血糖値を下げる薬であることは必ず説明し，医師に決められている量や飲み方，1回量，服用時間の遵守などを伝える。食事をとらない，全くとれない状態で薬を服用すると低血糖になる可能性があるため，必ず相談して欲しいことを伝える（「第3章 3.低血糖」，「第3章 3.シックデイ」参照）。

インスリン抵抗性改善系
＜チアゾリジン薬＞
・血尿，頻尿，排尿痛がみられた場合は，すぐに医師に連絡する。
・急な体重増加，むくみ，動悸，息切れがみられたら，医師に相談する。
・昼までに飲み忘れに気づいた場合は，すぐに服用する。

＜ビグアナイド薬＞
・倦怠感，筋肉痛がみられたら医師に連絡する。
・飲み忘れた場合は1回飛ばして次回に1回分服用する。

インスリン分泌促進系
　＜SU薬＞
・服用を忘れた場合には，1回飛ばして次回に1回分を服用する。
　＜速効型インスリン分泌促進薬＞
・必ず食直前に服用する。
・食前30分前服用では，食事開始前に低血糖を起こす可能性がある。
・飲み忘れた場合には，1回飛ばして次回に1回分服用する。
・胸部痛，動悸，不整脈，顔面蒼白，冷や汗，除脈，血圧低下，脈拍上昇などの心筋梗塞が疑われる症状がみられたら，速やかに医師に連絡する。
　＜DPP-4阻害薬＞
・吐き気や嘔吐を伴う持続的な激しい腹部・腰背部の痛み，蕁麻疹や紅斑，目や唇の周囲の腫れ，全身の水ぶくれなどの症状がある場合は，速やかに医師に連絡する。
・飲み忘れた場合は，気がついたときに1回分服用する。ただし，次に服用する時間が近い場合は飛ばして，次回の服用時間に1回分を服用する。
　＜週1回製剤の飲み忘れについて＞
　飲み忘れに気づいた時点で1回分服用し，次回以降はあらかじめ決めた曜日に服用する。ただし，2回分を服用することは避ける（詳細はメーカーに問い合わせが必要）。

糖吸収・排泄調節系
　＜α-GI薬＞
・食直前に服用する。
・食事中に飲み忘れに気がついた場合は，すぐに服用する。食後間もない時間でも薬効が得られるので服用する。
・時間が経った場合は，服用を1回分飛ばす。
・腹部膨満感，放屁，下痢，便秘がみられることがあるが，1～2カ月で軽減することが多い。
・低血糖時にはブドウ糖が必要であることを説明する。
　＜SGLT2阻害薬＞
・尿量やトイレの回数が増えるので，脱水に注意する。
・尿路感染症や性器感染症（腰背部痛，排尿時痛，頻尿，血尿，陰部掻痒感など），腎盂腎炎（発熱，腰背部痛，悪心，白濁尿など）などの症状がある場合は，速やかに医師に相談する。
・発熱，下痢，嘔吐があるときや，食欲不振で食事が十分とれないようなとき（シックデイ）には必ず休薬する（p.42参照）。

3) 服薬効果の確認
　検査値，バイタルサインなどのモニタリングをできる限り行い，継続的な数値を把握して，

薬剤の効果の確認や副作用発現の予兆に役立てる。参考にすべき検査項目を表4に示す。
　長期投薬により効果が減弱する2次無効になることがあり，SU薬に多い。過食，運動不足，悪性腫瘍の有無などを確認し，生活習慣の是正を行う。それでも薬効が不十分な場合は，薬剤の変更およびインスリン療法導入の提案を行う。

4）副作用モニタリングおよび対処法

　患者の服薬後の訴えから早期に副作用を発見し，主治医への連絡を行う。経口血糖降下薬全般にいえることだが，低血糖と肝障害，腎障害は注意する。それ以外にも注意すべき副作用を以下に述べる。

インスリン抵抗性改善系

　＜チアゾリジン薬＞
　・体液貯留と脂肪細胞の分化を促進する作用により，体重がしばしば増加する。
　・そのため，手足や顔などのむくみやまぶたの腫れがみられ，浮腫，黄斑浮腫，貧血や息切れ，動悸など心不全の症状を来すことがあるため，医療機関への受診を勧める。

　＜ビグアナイド薬＞
　・胃腸症状，倦怠感，筋肉痛，過呼吸などがみられた場合，乳酸アシドーシスの疑いがあるので，投与を中止し医療機関への受診を勧める。
　・発熱，下痢，嘔吐，食事摂取不良などにより脱水状態が懸念される場合や，純エタノール換算にして，1日に60g（日本酒換算で1日3合）以上のアルコール摂取をしている患者に脱水状態がみられる場合は，症状が改善するまで投与を中止し，医療機関への受診を勧める。

表4　参考にすべき検査項目

検査項目	数値	有害事象	症状
血糖値	↓	低血糖	70mg/dL程度：発汗，不安，動悸，振戦
			50mg/dL程度：頭痛，目のかすみ，空腹感
			30mg/dL程度：意識レベル低下，異常行動，けいれん，昏睡
HbA1c グリコアルブミン	↓	低血糖	空腹感，動悸，冷や汗，手足のふるえ，脱力感
AST ALT γ-GTP T-bil	↑	肝障害	倦怠感，食欲不振，発熱，黄疸，発疹，悪心・嘔吐，掻痒感
BUN 血清Cr eGFR	↑ ↑ ↓	腎障害	乏尿，無尿，浮腫，倦怠感，発疹
AMY P-AMY Lipase	↑	膵炎	疼痛，背部への放散痛，悪心・嘔吐
CK	↑	横紋筋融解症	筋力低下，筋肉痛，赤褐色尿，疲労感
血中ケトン体	↑	ケトーシス ケトアシドーシス	口渇，多尿，体重減少，悪心・嘔吐，腹痛，意識障害，倦怠感

インスリン分泌促進系

　＜速効型インスリン分泌促進薬＞
　・急に胸が締めつけられる，胸が痛む場合は心筋梗塞の疑いがあるため服薬を中止し，医療機関への受診を勧める。

　＜DPP-4阻害薬＞
　・浮腫，特に血管浮腫（まぶたや唇の回り，舌，口の中，顔・首の腫れ，しゃがれ声，のどのつまり，息苦しい）などのアナフィラキシー反応，筋肉痛，脱力感，赤褐色尿などの横紋筋融解症が現れることがある。

糖吸収・排泄調節系

　＜α-GI薬＞
　・腹部膨満感，放屁，下痢，便秘，持続する腹痛，嘔吐などの腸閉塞がみられることがある。

　＜SGLT2阻害薬＞
　・尿路感染症や性器感染症の頻度が増加する。
　・口渇，多尿，頻尿，血圧低下などの症状を有する脱水，さらには脱水に関連する血栓・塞栓症があり（脳梗塞を含む），特にそれらの症状がみられる場合には，速やかに医療機関への受診を勧める。
　・高血糖を伴わない糖尿病性ケトアシドーシスもみられ，嘔吐，腹痛，昏睡，意識障害がみられるならば，医療機関への受診を勧める。

5）配合剤について

　薬物療法の多様化，新しい薬剤の開発に伴い，有用性の高い2種類の薬剤を配合した糖尿病治療薬が開発され，使用されている。配合剤の利点は，服薬アドヒアランスの向上，内服薬の服用錠数の減少や薬剤費の減少などが患者の視点から挙げられている。例えば，メトホルミンは単剤使用の場合には「1日2～3回に分割して食直前又は食後に経口投与する。」と添付文書には示されているが，メトホルミンを含む配合剤（イニシンク，メタクト）の用法は，1日1回となっている。確実な服薬が可能になることで，治療効果の向上につながることが予想される。

　しかし，リスク管理の面からは，配合剤は販売名の接尾字まで確認しないと構成薬剤の成分含量までわからない点には十分な注意が必要である。また，患者に対する使用も「本剤を2型糖尿病治療の第一選択薬として用いないこと」や「原則として配合剤に含まれる有効成分の1つを使用して効果不十分な時に，使用を検討すること」との記述があり，単剤治療からの移行であることの把握は大事である。

　副作用に関しては，グルベス（速効型インスリン分泌促進薬＋α-GI阻害薬）の場合には，副作用対策として確実にブドウ糖の配布を行うことが必須である。また，副作用の現れ方も単剤とは異なる可能性がある。患者への説明も，配合剤の切り替え時には，それまでの薬剤を使用するのかしないのか，構成薬剤の1日量は問題ないかなど，確認したうえで指導する必要がある。配合剤の一覧を表5に示す。

(3) 注射薬

　注射療法においても，経口薬療法と同様の管理が必要である。さらには注射機器（デバイス）の種類とそのデバイスにあった手技の確認，デバイスおよび薬剤の保管方法，空打ちの意義，投与部位などの説明，注射針の取り扱い方法についての指導が加わる。

1）処方箋受付時の確認

　患者は病院で手技指導やデバイスの説明を受けてきている。薬局で処方箋を受け付けた場合，まずは患者に注射薬の種類と用法・用量，注入器と注射針の種類について，医療機関で説明を受けたかどうかの確認を行う。

　ここで重要なのは，注射薬は種類が多く，商品名も複雑で間違えやすいということである（表2）。注射薬には，カラーコードとタクタイルコード（注入器の注入ボタンに設けられている凹凸），点字があり，商品名とカラーコードは調剤時に確認すべきである。

　なお，以下に該当する患者は低血糖のリスクが高く，自覚症状に乏しい傾向にあるため，特に気をつける必要がある（「第3章 3.低血糖」，「第3章 5.糖尿病治療薬の相互作用に注意が必要な背景」参照）。

- ・重篤な肝・腎障害
- ・脳下垂体機能不全
- ・副腎機能不全
- ・不規則な食事の摂取
- ・激しい筋肉運動
- ・過度のアルコール摂取
- ・高齢者
- ・自律神経障害
- ・血糖降下を増強する薬剤を服用中の患者

また，下痢，悪心・嘔吐，飢餓状態の患者にも注意が必要である。
　GLP-1受容体作動薬においては，抗生剤，経口避妊薬などと併用により，抗生剤，経口避妊薬の作用発現を遅らせる可能性がある（表6）。ワルファリンとの併用にも注意が必要である。（「第3章 4.シックデイ」，「第3章 5.糖尿病治療薬の相互作用に注意が必要な背景」参照）

2）自己注射指導時の確認

　まず，患者と商品名，カラーコードの確認を行い，次に単位数と用法および血糖値に影響を及ぼす併用薬剤の確認を行う。患者の病態や生活背景，低血糖の有無などを受け，単位数が決められている。なかには主治医の指示で血糖値のモニタリングを行い，患者自身が投与量の調整をしている場合があるので，低血糖の有無の確認は必須である。
　薬剤，単位数について患者と確認ができたら，注射手技の確認を行う。

　①インスリン注射の流れと確認事項
　　図4，5を参照。

表5 主な経口血糖降下薬配合剤一覧

配合前			
一般名	主な商品名	規格	通常成人の用法・用量
グリメピリド	アマリール	【錠・OD錠】 0.5mg, 1mg, 3mg	1日1～2回
ピオグリタゾン	アクトス	【錠・OD錠】 15mg, 30mg	1日1回 15～30mg/回
ミチグリニド	グルファスト	【錠・OD錠】 5mg, 10mg	1日3回 10mg/回
ボグリボース	ベイスン	【錠・OD錠】 0.2mg, 0.3mg	1日3回 0.2mg/回
メトホルミン	グリコラン メトグルコ	【錠】 グリコラン：250mg メトグルコ：250mg, 500mg	1日2～3回
アログリプチン	ネシーナ	【錠】 6.25mg, 12.5mg, 25mg	1日1回 25mg/回
カナグリフロジン	カナグル	【錠】100mg	1日1回 100mg/回
テネリグリプチン	テネリア	【錠】20mg	1日1回 20mg/回
メトホルミン	グリコラン メトグルコ	【錠】 グリコラン：250mg メトグルコ：250mg, 500mg	1日2～3回
ビルダグリプチン	エクア	【錠】50mg	1日2回 50mg/回
アログリプチン	ネシーナ	【錠】 6.25mg, 12.5mg, 25mg	1日1回 25mg/回
ピオグリタゾン	アクトス	【錠・OD錠】 15mg, 30mg	1日1回 15～30mg/回
メトホルミン	グリコラン メトグルコ	【錠】 グリコラン：250mg メトグルコ：250mg, 500mg	1日2～3回
ピオグリタゾン	アクトス	【錠・OD錠】 15mg, 30mg	1日1回 15～30mg/回
シタグリプチン	ジャヌビア グラクティブ	【錠】 12.5mg, 25mg, 50mg, 100mg	1日1回 50mg/回
イプラグリフロジン	スーグラ	【錠】 25mg, 50mg	1日1回 50mg/回
エンパグリフロジン	ジャディアンス	【錠】 10mg, 25mg	1日1回 10～25mg/回
リナグリプチン	トラゼンタ	【錠】5mg	1日1回 5mg/回

②注射し忘れた場合

　GLP-1受容体作動薬は，週1回注射製剤（デュラグルチド，エキセナチド長時間作用型）と毎日注射の製剤（リラグルチド，リキシセナチド，エキセナチド短時間作用型）では扱いが違うので注意する。デュラグルチドは，次の投与予定日まで3日（72時間）以上であれば気づいた時点で注射し，その後はあらかじめ決めた曜日に注射する。3日（72時間）以内であれば，投与せずにあらかじめ決めた曜日に注射する。3日以内に2回の注射はしない。エキセナチド長時間作用型は気づいた時点で投与し，その後はあらかじめ決めた曜日に注射する。ただし，次の注射日が2日以内に迫っている場合は注射せず，予定日まで待つようにする。2日以内に2回の注射はしない。

　GLP-1受容体作動薬で毎日注射の製剤（リラグルチド，リキシセナチド，エキセナチド短

主な商品名	配合後 含有量	規格	通常成人の用法・用量
ソニアスLD	グリメピリド：1mg ピオグリタゾン：15mg	錠	1日1回　1回1錠
ソニアスHD	グリメピリド：3mg ピオグリタゾン：30mg	錠	
グルベス	ミチグリニド：10mg ボグリボース：0.2mg	錠	1日3回　1回1錠
イニシンク	メトホルミン：500mg アログリプチン：25mg	錠	1日1回　1回1錠
カナリア	カナグリフロジン：100mg テネリグリプチン：20mg	錠	1日1回　1回1錠
エクメットLD	メトホルミン：250mg ビルダグリプチン：50mg	錠	1日2回　1回1錠
エクメットHD	メトホルミン：500mg ビルダグリプチン：50mg	錠	
リオベルLD	アログリプチン：25mg ピオグリタゾン：15mg	錠	1日1回　1回1錠
リオベルHD	アログリプチン：25mg ピオグリタゾン：30mg	錠	
メタクトLD	メトホルミン：500mg ピオグリタゾン：15mg	錠	1日1回　1回1錠
メタクトHD	メトホルミン：500mg ピオグリタゾン：30mg	錠	
スージャヌ	シタグリプチン：50mg イプラグリフロジン：50mg	錠	1日1回　1回1錠
トラディアンスAP	エンパグリフロジン：10mg リナグリプチン：5mg	錠	1日1回　1回1錠
トラディアンスBP	エンパグリフロジン：25mg リナグリプチン：10mg	錠	

時間作用型）およびインスリン製剤は1回に2回分を注射しないこと，各注射薬によって対応が違うので，あらかじめ医師に相談すること．

3）効果の確認

糖尿病連携手帳などから血糖値を確認し，血糖コントロールがうまくいっているかを確認する．

4）副作用モニタリングおよび対処法

＜GLP-1受容体作動薬＞
・下痢，便秘，嘔気などの胃腸障害がみられることがある．

表6　GLP-1受容体作動薬の種類と特徴

一般名		エキセナチド	リキシセナチド	リラグルチド	エキセナチド（持続性製剤）	デュラグルチド
商品名		バイエッタ	リキスミア	ビクトーザ	ビデュリオン	トルリシティ
半減期		1.3時間	2.45時間	14〜15時間	＞24時間	約108時間
効果持続時間		8時間	15時間	＞24時間	約1週間	約1週間
効果	空腹時血糖	低下作用弱			低下作用強	
	食後血糖	低下作用強			低下作用弱	
	胃排出能	胃排出能を遅らせる			胃排出能への影響小	
空打ち		使い始め1回のみ	毎回	毎回	－	－
用法・用量		1日2回朝夕食前 5μg×2 ↓　1カ月以上 10μg×2	1日1回朝食前 10μg ↓　1週間 15μg ↓　1週間 20μg	1日1回朝or夕 0.3mg ↓　1週間 0.6mg ↓　1週間 0.9mg	週1回 1回2mg	週1回 1回0.75mg
備考		製品2規格あり（5μg,10μg）	中間型・持続型インスリンとの併用可	食事時間に関係なく投与可，併用薬の制限なし	1回使い切り製剤，投与部位での副作用	1回使い切り製剤，併用薬の制限なし

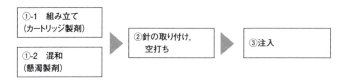

②針の取り付け，空打ち
・針が正しくついているかを確認する。
・カートリッジ，針内の空気を追い出し，注入器が壊れていないかを確認する。
・中の薬剤がきちんと出るかを確認する。

③注入
・注入部位（腹壁，上腕の外側，臀部，大腿部の外側）によって吸収速度が異なるので，主治医の指示に従い部位を決め，毎回注射した場所から2〜3cm（指2本）以上離して注射する。
・皮膚が硬くなったところ，しこりのあるところ，内出血している場所には注射しないこと。
　（インスリンの吸収が不安定で血糖コントロールがうまくいかないため）
・注入は注入器の注入ボタンを押したままで注入器ごとに指定されている秒数以上をカウントする。

図4　インスリン注射の流れと確認事項

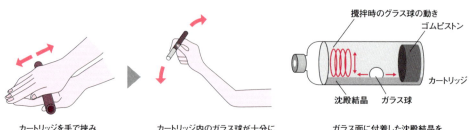

図5　「混和」の手技について

・嘔吐を伴う持続的な激しい腹痛，胃腸障害が発現した場合は，必ず医師に相談する。

＜インスリン注射薬＞
・アナフィラキシーショック（呼吸困難，血圧低下，頻脈，発汗，全身の発疹など）が見られたら，投与を中止し，医師に相談する。
・血管浮腫（まぶたや唇の回り，舌，口の中，顔　首の腫れ，しゃがれ声，のどのつまり，息苦しい）などの症状が出たら，投与を中止し医師に相談する。
・脱力感，強い空腹感，動悸，冷汗，意識の低下などの低血糖症状がみられたら，ブドウ糖などの糖分を速やかにとり，医師に相談すること（次項「低血糖」参照）。

3. 低血糖

　2018年現在，糖尿病治療薬は内服薬で大別すると3つの機序で7系統の薬剤があり，注射薬では2系統の薬剤が販売されている〔第3章 1.薬物療法（薬効群ごとの特徴）参照〕。インスリン依存状態である1型糖尿病はインスリン注射が必須となるが，2型糖尿病はその病態，合併症などに合わせ「インスリン抵抗性改善系」，「インスリン分泌促進系」，「糖吸収・排泄調節系」に分類される内服薬を，まずは単剤から使用する。治療の基本は食事・運動療法であるが，血糖コントロールが不十分な場合には増量または併用治療となる。

　これらの糖尿病治療薬の副作用として，特に注意が必要なものが低血糖である。本来は主作用である血糖降下作用が強く現れた状態が低血糖である。各薬剤の添付文書では「重大な副作用」の最初に低血糖と記載されている。糖尿病治療薬はハイリスク薬でもあり，算定基準の中にも低血糖への対処法などが含まれているため，薬剤師による患者への説明指導は必須である（p.32，表3参照）。

　2016年に日本糖尿病学会より発表された「高齢者糖尿病の血糖コントロール目標（HbA1c値）」の分類では，重症低血糖が危惧される薬剤（インスリン製剤，SU薬，グリニド薬など）の使用状況によって目標コントロール値が異なり，「使用あり」の場合は目標HbA1cに下限値が設けられている（p.11参照）。また，重症低血糖発症経験が3回以上だと，認知症発症リスクが1.94倍になるという報告もある[8]。つまり，糖尿病の治療目標は，安全管理のうえでも低血糖を回避することが重要となってきたといえる。

（1）低血糖症状

　低血糖とは，糖尿病治療薬により血糖値が低くなりすぎた状態で，血糖値が70mg/dL以下になると交感神経系の症状が出現し，50mg/dL以下になると中枢神経系の症状が現れる。それぞれの特徴的な症状を表7に示した。しかし，低血糖時にはこれらの症状以外に患者固有の症状が現れることがある。それを知るには，インスリン分泌系糖尿病薬の効果が最も現れる時間帯や，血糖値が低くなる食前などに感じる不快感を覚えてもらうように指導することが望ましい。

　低血糖時の対処法は，ブドウ糖（10g），砂糖（20g），またはそれらを含む飲料150〜200mLの摂取である。低血糖が発症したときに，早急にブドウ糖をとるために飲料の携帯を遂行させる。場合によっては，かばんや車の中，夜間の低血糖に備え枕元へのブドウ糖などの設置も指

表7　低血糖時における症状

	交感神経症状	中枢神経症状
数値	・血糖値が70mg/dL程度に低下したとき ・正常の範囲を超えて急速に下降したとき	・血糖値が50mg/dL程度に低下したとき
作用	・インスリン拮抗ホルモンの分泌が増える ・交感神経系ホルモン（カテコールアミン）の症状が現れる	・ブドウ糖不足による脳内エネルギーが枯渇する
症状	・冷や汗，不安，動悸，頻脈，手指振戦，顔面蒼白など	・頭痛，目のかすみ，集中力の低下，眠気（生あくび） ＜上記症状の後＞ ・意識レベルの低下，異常行動，けいれんなどが混在し，昏睡に陥る

導する．まれにインスリンと粉のブドウ糖を一緒の袋に保存した結果，長期間使用していないブドウ糖が破れてインスリンデバイスに付着するインシデントも発生していることから，携帯の仕方も注意が必要である．低血糖経験者の場合，ブドウ糖の携帯率が高い[9]．つまり，低血糖という不快感の経験をブドウ糖携帯へ結びつける指導が主要となる．

　薬物療法によって発症する低血糖の対処法を説明することも大切だが，低血糖を起こさないような服薬指導も重要となる．会議や道路渋滞などで通常より食事の時間が遅れてしまう場合や，長時間の激しいスポーツを行った際などに低血糖を起こしやすい．この場合は，低血糖を発症してからブドウ糖を摂取するより，事前に補食として1単位（80kcal）に相当する食品（おにぎり1/2個，クラッカー6枚くらい）をとることで，低血糖を回避できる（p.17参照）．これらの指導のためには，患者の生活習慣や背景をよく聴取して，薬物療法による低血糖を防げる場面を把握して，服薬指導をすることを心がけたい．

(2) 自動車運転注意薬

　糖尿病患者の社会的問題として，自動車運転時の無自覚性低血糖による事故がある．無自覚性低血糖は，普段より低血糖を発症した際に正しい対処をしていないと，交感神経系症状が出現することなく，突然に意識障害を起こし昏睡となる．薬理作用機序では低血糖を起こさない薬剤であっても，内服薬・注射薬のすべての糖尿病薬は運転注意薬に分類されている．道路交通法では健康起因事故防止のために，運転免許証の取得や更新の際に，運転時の意識障害に関する質問票が義務づけられ，虚偽の記載・報告をした場合は1年以下の懲役または30万円以下の罰金が科せられる．

　運転時の低血糖を防ぐには，運転前や運転中の休憩時間に血糖自己測定をする，低血糖症状を感じたら路肩に止めて対処をする，運転席から手の届く所へ低血糖対処用のブドウ糖やブドウ糖を含んだ飲料を設置するなどの指導が必要である．

4．シックデイ

　規則正しい生活習慣を遂行することが糖尿病患者の治療そのものであるが，日常生活では突発的な病気などを発症して，通常の運動や食生活などが送れないことがある．特に，代謝の病

気である糖尿病にとって，体調不良により代謝状態が変わると血糖値への影響がある。糖尿病患者が発熱，下痢，嘔吐，外傷，骨折や歯科治療など糖尿病以外の病気になることをシックデイという。シックデイでは血糖コントロールが乱れやすく，時には治療が必要な急性合併症が起こることもある。シックデイの指導はハイリスク薬である糖尿病治療薬の算定要件でもあり，医師や看護師と連携して正しく対応・指導することが必要となる。

(1) シックデイとは

シックデイ時には，次のような血糖値の変化や急性合併症が起きる。

①高血糖

一般的に，発熱や嘔吐，下痢などの消化器症状や，外傷や疼痛，感染などの急性疾患にかかると，血液中の各種ストレスホルモンや炎症性サイトカインが増加するため，インスリン抵抗性が増大してインスリン分泌低下をもたらし，血糖値を上昇させる。

②低血糖

シックデイ時には，食欲の低下や痛みなどで食事がとれないときもある。こういった場合に通常量の服薬や注射をすると，低血糖が引き起こされる。また，発熱などにより脱水を起こすと腎機能が低下するので，腎排泄系薬剤の場合はさらなる血糖低下を来しやすい。

③ケトアシドーシス

インスリンの作用不足や食欲不振により，ブドウ糖がエネルギーに利用されず脂肪をエネルギー源にすると，肝臓よりケトン体が発生する（ケトーシス）。それが血中で過剰に増えると血液が酸性となり（アシドーシス），吐き気や腹痛が起こる。進行すると意識障害や昏睡を起こし（ケトアシドーシス），緊急治療が必要となる。1型糖尿病やインスリン治療をしている患者が，食欲がないので血糖値が上がらないと自己判断してインスリン注射をしないと起きることがある。

④高血糖高浸透圧症候群

シックデイで高血糖となった場合，尿浸透圧が上昇するため脱水が起こる。病気による発熱，下痢などによって体液も減少しており，血液が凝縮されてさらに高血糖となる。この脱水と高血糖により，臓器の働きが低下して昏睡を起こすことがある。高齢者は体内水分量も少ないので，シックデイ時には注意する。

(2) シックデイルール

シックデイ時には，その対応の原則として「シックデイルール」がある。基本は表8の対処法となる。このような場合でも可能ならば血糖自己測定か尿糖検査を行い，血糖コントロール状態の把握をするように説明する。十分な水分摂取を行い，口当たりがよく消化のよい食材を選ぶようにする。炎症性サイトカインやインスリン拮抗ホルモンの増加によりインスリン作用は低下しているため，原則として自己判断でインスリン注射を中止させない。そして，急性合併症の危険が予想される場合は，医療機関受診を強く勧める（表9）。

食事量が普通であれば，糖尿病薬の服用量や注射量も通常通りにする。摂取量が通常と違う場合には，通常量服薬や注射をすると低血糖が起きるため，減量や中止が必要となる。内服薬の減量・中止の標準的な目安を表10に示す。食事量が3分の2以上とれていても，脱水に注

表8 シックデイルール

1. 安静と保温に努め、早めに主治医または医療機関に連絡する。
2. 水やお茶などで水分摂取を心がけ、脱水を防ぐ。
3. 食欲がなくても、おかゆ、果物、うどん、ジュースなどで、炭水化物を補給する。
4. インスリン治療中の患者では自己の判断でインスリンを中止しない。
    1) 食事摂取ができなくても、インスリンを中止しない。
    2) 血糖自己測定(SMBG)を行いながら、増減の目安を参考にインスリン量を調整する。
5. 経口血糖降下薬、GLP-1受容体作動薬は種類や食事摂取量に応じて減量・中止する。
6. 入院治療が必要な時は、休日でも電話連絡をしてから受診する。
7. 医療機関では、原疾患の治療と補液による水分・栄養補給を行う。

(日本糖尿病療養指導士認定機構　編著:糖尿病療養指導ガイドブック2018, p.204, メディカルレビュー社, 2018)

表9 医療機関の受診が必要な場合

1. 下痢や嘔吐が激しく、1日以上続き、食事摂取が不可能な状態が続くとき
2. 高血糖(350mg/dL)と尿中ケトン体陽性が1日以上続くとき
3. 38℃以上の高熱が2日以上続き、改善傾向がみられないとき
4. 腹痛が強いとき
5. 胸痛や呼吸困難、意識混濁がみられるとき
6. 脱水症状が激しい、あるいは著しい体重減少がみられるとき
7. インスリン注射量や経口血糖降下薬の服用量が、自分で判断できないとき

(日本糖尿病療養指導士認定機構　編著:糖尿病療養指導ガイドブック2018, p.205, メディカルレビュー社, 2018)

意が必要なビグアナイド薬(BG薬)やSGLT2阻害薬、消化器に作用するα-GI薬は中止させる。

　旅行中や外出時に病気になり、かかりつけ医とは違う医療機関へ受診する場合は、自身が糖尿病であることを必ず伝えるよう指導する。また、普段からお薬手帳や療養経過の記録である糖尿病連携手帳(p.99参照)を外出時にも携帯するように指導する。

　かかりつけ薬剤師として、夜間にシックデイの電話応対が必要になるときもある。シックデイに備え、患者には服用中の薬の減量などの目安を医師と相談するように指導したい。特にインスリン療法の患者は、血糖自己測定値により注射量の変更指示を医師から説明されているかを確認する。

5. 糖尿病治療薬の相互作用に注意が必要な背景

　近年糖尿病治療薬の目覚ましい進歩により、患者1人ひとりの病態に応じて、よりきめ細かな、より効果的な治療薬の組み合わせが可能になった。インクレチン製剤の登場などによって、糖尿病治療薬の新たな併用療法への期待ができる一方、DPP-4阻害薬とSU薬との併用療法により、予想以上の重症低血糖が出現したり、インスリンからGLP-1受容体作動薬への切り替え時に糖尿病性ケトアシドーシスが発現するなど、使用方法を間違えば高い危険性を生じる薬である。このため、日本糖尿病学会からインクレチンの適正使用に関する勧告が出ており、診療報酬・調剤報酬上もハイリスク薬に分類されている[7]。

　このように、新薬の市販後にわかる新たな薬剤併用、相互作用の問題が生じている。医薬分

表10　食事量に伴う糖尿病治療薬の目安

食事量 薬効群	2/3以上 (ほぼ通常量)	通常量の 1/2程度	通常量の 1/3以下	「中止」および 「中止が可能」の理由	参考
SU薬	通常量	半量	中止	低血糖を誘発するため	糖尿病ネットワーク (http://www.dm-net.co.jp/)
グリニド薬	通常量	半量	中止		
α-グルコシダーゼ阻害薬	(注1)	中止	中止	腹部症状を強める可能性があるため	日本糖尿病学会　編著：糖尿病診療ガイドライン2016, p.462, 南江堂, 2016
ビグアナイド薬	中止	中止	中止	脱水などには禁忌であるため	日本糖尿病学会：メトホルミンの適正使用に関するRecommendation
チアゾリジン薬	通常量	中止が可能	中止が可能	連日服用で6～7日は定常状態になるため，中止をしても作用が続く	清野裕　他　監, 日本くすりと糖尿病学会　編：糖尿病の薬学管理必携糖尿病薬物療法認定薬剤師ガイドブック, p.147, じほう, 2017
DPP-4阻害薬	通常量	中止が可能	中止が可能	・減食時に服用しても効果がない ・医師間においてもコンセンサスが得られていない	・日本糖尿病学会　編著：糖尿病診療ガイドライン2016, p.463, 南江堂, 2016 ・日本糖尿病学会　編著：糖尿病専門医研修ガイドブック改訂第7版, p.402, 診断と治療社, 2017 (「食事が摂れない時は中止」との記載あり)
SGLT2阻害薬	中止	中止	中止	脱水やケトアシドーシスを引き起こすため	日本糖尿病学会：SGLT2阻害薬の適正使用に関するRecommendation
GLP-1受容体作動薬	中止	中止	中止	悪心など胃腸障害が現れるため，インスリンへの切り替えを検討	・日本糖尿病学会　編著：糖尿病診療ガイドライン 2016, p.463, 南江堂, 2016 ・製薬メーカーより聴取

(注1)消化器症状が強いときには中止する。
(注2)「中止」は禁忌や副作用などの理由で中止する必要があるもの，「中止が可能」は服用しても意味がないものを示す。

業率が約70％に進んだ現在，保険薬局において新薬の服薬指導をする機会も増えているため，病院薬剤師のみならず薬局薬剤師も糖尿病療養指導の研さんを積み，患者の服薬支援と併用時の安全管理に責任をもってあたる必要性が出てきている。すなわち，狭義の処方箋調剤から薬物治療管理へのシフト，疑義照会から処方支援へとステップアップする必要がある。

　糖尿病薬は多剤併用療法が行われるほか，合併症の治療管理のために併用される薬剤，患者が利用する食品やサプリメント，市販薬などを併用される機会が生じやすい。

(1) 注意したい相互作用

　相互作用は，薬物の吸収，代謝，排泄など，薬物動態的相互作用と薬力学的相互作用に大別される。今回は糖尿病治療で注意が必要な相互作用と，薬剤師が医師・患者に提案できる相互作用防止策について解説する(表11)。

表11　糖尿病治療薬の注意したい相互作用

	相互作用を起こす可能性のある薬，食品，嗜好品	糖尿病治療関連の薬	作用・備考
医療用医薬品	経口糖尿病薬 インスリン製剤 インクレチン製剤 （DPP-4阻害薬，GLP-1受容体作動薬）	経口糖尿病薬 インスリン製剤 インクレチン製剤 （DPP-4阻害薬，GLP-1受容体作動薬）	糖尿病治療薬は，主治医が検査結果などから患者1人ひとりの病状に合わせて，よりきめ細かく，より効果的になるように，働きの違う糖尿病薬が多種類併用されることがある。DPP-4阻害薬と血糖降下薬の併用やインスリン製剤の併用などは，相乗効果で低血糖となる可能性もあるので，空腹感，冷や汗，ふるえなどの低血糖症状の出現に注意する
	解熱鎮痛薬 （アスピリンなど）	糖尿病治療薬	解熱鎮痛剤や血栓予防で用いられるアスピリンなどと糖尿病治療薬の併用は，血糖低下作用が強まるとの報告もあるが，実際には薬の減量が必要なほど問題にはならないといわれている
	副腎皮質ホルモン製剤 （プレドニゾロンなど）	糖尿病治療薬	副腎皮質ホルモンは，血糖上昇作用があるため，併用により血糖値が上昇することがある。リウマチや喘息や眼科手術などのため副腎皮質ホルモン剤の投与を受ける際は，薬の増量やインスリン治療に一時的に切り替えることで安全に併用できるので，お薬手帳を活用して，主治医に相談する
	ヨード造影剤 イオパミドール イオヘキソールなど	糖尿病治療薬（BG薬） メトホルミンなど	腎機能が低下して，メトホルミンの排泄が遅れるため，乳酸アシドーシスの副作用が現れやすくなる。これらの造影剤の検査を受ける場合は，48時間前から一時的に中止も必要。お薬手帳を活用して主治医に相談する
	肺動脈性肺高血圧治療薬 （ボセンタン）	糖尿病治療薬（SU薬） グリベンクラミド	糖尿病薬グリベンクラミドとボセンタンの併用で，胆汁酸の排泄が妨げられて肝臓内に蓄積し，肝機能障害が起こることがあるので，禁忌となっている
	利尿薬 （トリクロルメチアジド，フロセミドなど）	糖尿病治療薬（SU薬，速効型インスリン分泌促進薬，BG薬） グリベンクラミド，ナテグリニド，メトホルミンなど	併用で血糖値が上昇する可能性があるため，定期的に検査を受ける
市販薬	総合胃腸薬 （ジアスターゼ含有）	糖尿病治療薬（α-GI薬） アカルボース（グルコバイなど）	ジアスターゼの併用で，α-アミラーゼ活性作用を強めるため，糖尿病治療薬（α-GI薬）のアカルボースのα-アミラーゼ活性作用を弱めて，効果が弱まる可能性がある
食品・健康食品 サプリメント・嗜好品	特定保健用食品 （難消化性デキストリン，グアバ茶ポリフェノール，小麦アルブミン，L-アラビノースなど）	糖尿病治療薬	小腸粘膜に働いて，糖（炭水化物）の消化吸収を遅らせることで食後の高血糖を抑える特定保健用食品は，糖尿病治療薬との併用で血糖降下作用が強まる可能性がある。 α-GI製剤のアカルボース，ボグリボースなどを服用している場合は，作用が似ているため作用が増強し，ガスや腹部膨満感，下痢などの副作用症状が現れやすくなる可能性がある。特定保健用食品は，薬に代わるものではない
	グルコサミン	糖尿病治療薬	腰やひざの痛みが気になる人に用いられることのあるグルコサミンは，血糖値が上昇する可能性があるため，糖尿病治療薬の効果が弱まり，血糖値が高くなる可能性がある

	相互作用を起こす可能性のある薬，食品，嗜好品	糖尿病治療関連の薬	作用・備考
食品・健康食品 サプリメント・嗜好品	α-リポ酸	糖尿病治療薬	ダイエット対策やアンチエイジングなどに期待され用いられることのあるα-リポ酸は，自発性低血糖症の報告がされている。糖尿病治療薬を利用している人では作用が増強し，低血糖症状を発現する可能性があるので注意する
	アルコール	糖尿病治療薬	過度のアルコールは，肝臓でアルコールが代謝される過程で乳酸がたまりやすくなり，肝臓での糖新生が抑えられる。このため，低血糖が起こりやすくなったりBG薬のメトホルミンの乳酸アシドーシスが現れやすくなるので，過度の飲酒は控えるようにする

1) 併用禁忌例

肺動脈性肺高血圧治療薬のボセンタン（トラクリア）とグリベンクラミドの併用時には，胆汁酸塩の排泄を阻害し，肝機能障害を起こすことがあるため，併用禁忌となっている。

非定型抗精神病薬のオランザピン，クエチアピンは，血糖値上昇による糖尿病性アシドーシスおよび糖尿病昏睡について緊急安全性情報が発出されており，糖尿病患者あるいは糖尿病の既往歴のある患者に禁忌となっている。

2) 血糖値を上昇させる薬剤

①非定型抗精神病薬

上述したように，非定型抗精神病薬であるオランザピン，クエチアピンは，糖尿病患者，糖尿病既往歴のある患者には禁忌になっており，ほかの非定型抗精神病薬のアリピプラゾール，ペロスピロン，リスペリドン，ブロナンセリンは慎重投与となっている。現時点では，非定型抗精神病薬服用による高血糖発現機序は明確になっていない。高血糖が示唆される症状（口渇，多飲，多尿，頻尿など）が現れた場合には，糖尿病の専門医にコンサルタントすべきである。

②副腎皮質ホルモン

糖新生亢進作用や，末梢組織におけるインスリン抵抗性の増量が機序として考えられている。プレドニゾロンなどの副腎皮質ホルモンや甲状腺ホルモン薬などは，耐糖能異常を来し血糖を上昇させることが知られているため，リウマチや喘息，眼科手術などのためステロイド薬が併用される際には，あらかじめインスリン量の増量などの調整も必要なことがある。このため，表11に示すように，あらかじめ患者自身にステロイド薬の併用で血糖上昇する可能性があること，かかりつけの医師・薬剤師に併用中の薬剤はお薬手帳を活用して伝えることを教育しておく必要がある。さらに，投与後は血糖自己測定（Self Monitoring of Blood Glucose：SMBG）などで血糖値のモニタリングを行い，安全な投与量をチェックすることも重要である。

③高カロリー輸液

高濃度のブドウ糖含有製剤の経静脈投与は，経口摂取時に比べて糖処理能力に大きな負荷がかかる。糖尿病患者でなくても，耐糖能異常のある患者では高血糖がみられる場合があるので注意が必要である。

④チアジド系利尿薬

　チアジド系利尿薬は，カリウム喪失に基づく膵β細胞からのインスリン分泌低下作用を介して耐糖能悪化を誘発すると考えられている。

3) 血糖値を低下させる可能性のある薬剤
①解熱鎮痛薬

　添付文書などでは，一般的にアスピリンやサリチル酸などの解熱鎮痛薬との併用で，血糖低下作用が増強する可能性があることがいわれている。しかし，発熱時などシックデイ時には，むしろ体内の血糖上昇作用が高まっていることが多い。市販のかぜ薬などの併用の際，自己判断で糖尿病薬を減量したり，中止することのないよう，シックデイの対応についてあらかじめ患者に伝えておく（表11）。

②メトホルミンとシメチジンの相互作用

　メトホルミンとシメチジンの併用により，血糖低下作用が増強する可能性があることが報告されている。このメカニズムとして，メトホルミンの腎臓への取り込みを行うトランスポーター（OCT2）と尿中排泄に及ぼすトランスポーター（MATE1）のうち，シメチジンがMATE1を阻害し，腎臓内メトホルミン濃度が上昇し，血糖値を低下させる可能性が考えられている[10]。併用薬の影響が心配される場合の評価には，SMBGが役立つ。

③メトホルミンとヨード造影剤との併用

　メトホルミンは，ほとんどが未変化体のまま尿中排泄および胆汁排泄を受ける薬剤である。ヨード造影剤の投与により腎機能が低下し，メトホルミンの尿中排泄が遅れるため，メトホルミンの血中濃度が上昇し，乳酸アシドーシスが現れやすくなる。造影剤の検査を受ける際には，あらかじめ48時間前からメトホルミンの服用をやめ，投与後も48時間は服用をやめるよう指示されることが多い。造影剤検査当日，メトホルミン服用後に気づいて疑義照会を行っても，体内での相互作用を避けることができない。相互作用のリスク回避へとつなげるためには，疑義照会から処方支援へと1歩進めて，あらかじめ地域の医療機関の医師，病院薬剤師と連携を図り，ヨード造影剤に対するメトホルミン服用の中止時期，対処法を確認して，メトホルミン投与患者への情報提供をしておくことが望ましい。

④インクレチン製剤，SGLT2阻害薬とのSU薬，インスリンとの併用における適正使用の注意

　インクレチン製剤は，血糖値の上昇に依存してインスリンを分泌させ，グルカゴン分泌を抑えることで血糖値を下げるといわれている。そのため血糖の変動が少なく，本来は単独での低血糖のリスクは少ない。しかし，SU薬との併用によって重篤な低血糖が現れることが指摘されており，注意する必要がある[7]。通常，血糖値が低下する作用機序は，グルコースの膵β細胞内流入に反応して，細胞内カルシウム濃度が上昇し，惹起経路が活性化されてインスリン分泌を促す。インクレチンによるインスリン分泌促進は，膵β細胞表面のGIPおよびGLP-1受容体に結合すると，細胞内cAMP濃度の上昇を介し，惹起経路が活性化されたときのみ増幅経路としてインスリンを分泌する。

　血糖値が低いときは惹起経路が活性化されていないため，インクレチンを加えてもインスリン分泌を促進せず，低血糖を起こしにくい。しかし，SU薬の服用時には，グルコースの濃度に依存せず惹起経路が活性化されているため，インスリン分泌を促し，低血糖が生じることが

あると考えられている[11]。2011年9月に，シタグリプチンはインスリンとの併用療法の効能が追加されたため，併用時には低血糖に注意し，インスリンやSU薬の減量などを考慮することが勧告されている[4]。さらに，SGLT2阻害薬も同様の注意が喚起されている。

⑤サプリメントα-リポ酸併用患者の自発性低血糖

　表11には，健康食品やサプリメントとの相互作用の例も記載した。α-リポ酸の健康食品・サプリメントの安全性については，厚生労働省より，「α-リポ酸（チオクト酸）を含む『健康食品』について」にて注意喚起がなされている[12]。これは，平成21年度厚生労働科学研究「自発性低血糖症の実態把握のための全国調査」が行われ，「自発性低血糖症」を発症した患者187人にアンケート調査を実施したところ，19人が健康食品を摂取しており，うち16人がα-リポ酸を摂取していたことがわかった。このα-リポ酸による低血糖症状として，インスリン自己免疫症候群（Insulin Autoimmune Syndrome：IAS）が考えられている。IASは，インスリンの注射歴がないにもかかわらずインスリン自己抗体が出現し，その抗体に結合したインスリンが容易に遊離することによって低血糖発作を起こす症候群である。IASは，SH基を持った薬物によって発症することが報告され，α-リポ酸の場合，自身の構造中に環状のジスルフィド結合（-S-S-）を有しているが，これは還元されると2つのSH基を有するジヒドロリポ酸になり，これがIASを引き起こしているのではないかと考えられている。また，α-リポ酸の摂取が関与すると考えられる症例も報告されている[13]。報告されたα-リポ酸によるIASの例では，1カ月程度の利用で発症している例が多く，ほとんどの例で中止後に回復している。健康食品・サプリメントの安全性については，国立健康・栄養研究所ホームページの健康食品の安全性・有効性情報のサイトなどの最新情報を確認し，患者に情報提供することが勧められる。

(2) 糖尿病地域連携による相互作用防止策

　薬局でお薬手帳から併用薬を確認しながら服薬指導を行っていると，「こんなにたくさん薬を飲んで，薬の飲み合わせは大丈夫？」と患者から質問をよく受けることがある。患者が併用薬剤の相互作用による副作用を心配した場合，自己判断で服薬を調節したり，中止してしまう危険性がある。そのため，相互作用に関する患者の不安や疑問を解決し，服薬支援ができるよう，かかりつけ薬剤師・薬局として，まずは併用の意義について指導し，次に注意したい相互作用について，表11のような表などを作成し，患者指導を行う。

　また，糖尿病薬のハイリスク薬の管理指導を行う場合には，「薬局内における情報提供，服薬指導，説明にとどまらず，服薬期間中のアドヒアランスの確認，副作用のモニタリング，併用薬の確認，HbA1cや血糖値の測定結果などによる治療経過の確認など，より総合的な関与を行うことが求められる」とされている[14,15]。処方が長期化している現在，相互作用によるリスクを防ぐためには，お薬手帳を活用した併用薬のチェックや，糖尿病連携手帳などの活用による主治医の治療方針の理解，検査値の確認，次回受診までの間に薬局での24時間電話対応や，来局相談できる体制を図ることが望ましい。高度管理医療機器の販売資格を持った薬局であれば，SMBGの相談・販売が可能なので，低血糖の早期発見や必要に応じて疑義照会による減量への対処や，医師への受診勧奨を行うなど，地域で医療連携を図って糖尿病患者の療養支援にあたることは，相互作用の防止策になると考えられる。

　少子高齢化，糖尿病患者の増加，認知症の増加，他科受診，多剤併用かつ残薬，自己管理

が困難な高齢糖尿病患者が増加し，薬物相互作用のリスクも高くなっている。また，一般名処方やジェネリック医薬品，合剤が増えた現在，薬剤名からは成分の重複に気づかず処方される新たなリスクも増加している。薬剤のほか，健康食品やサプリメントとの相互作用，重複薬のチェック，併用時の投与量のチェックなど，糖尿病治療薬の相互作用リスクマネジメントに，かかりつけ薬剤師・薬局として積極的にその役割を果たしていきたい。

【参考文献】

1) 日本糖尿病学会　編著：糖尿病治療ガイド2018-2019，文光堂，2018
2) 日本糖尿病学会　編著：糖尿病診療ガイドライン2016，p.87，南江堂，2016
3) 清野裕　他　監，日本くすりと糖尿病学会　編：糖尿病の薬学管理必携　糖尿病薬物療法認定薬剤師ガイドブック，p.150，じほう，2017
4) 日本糖尿病学会：インクレチン（GLP-1受容体作動薬とDPP-4阻害薬）の適正使用に関する委員会から（2011年9月29日修正），(http://www.fa.kyorin.co.jp/jds/uploads/photos/797.pdf)
5) 清野裕　他　監，日本くすりと糖尿病学会　編：糖尿病の薬学管理必携　糖尿病薬物療法認定薬剤師ガイドブック，p.134，じほう，2017
6) 日本糖尿病学会：メトホルミンの適正使用に関するRecommendation（2016年5月12日改訂），(http://www.fa.kyorin.co.jp/jds/uploads/recommendation_metformin.pdf)
7) 日本糖尿病学会：SGLT2阻害薬の適正使用に関するRecommendation（2016年5月12日改定），(http://www.fa.kyorin.co.jp/jds/uploads/recommendation_SGLT2.pdf)
8) Whitmer RA et al：Hypoglycemic episodes and risk of dementia in older patients with type 2 diabetes mellitus. 301 (15)：1565-1572，JAMA，2009
9) 佐竹正子：保険薬局における低血糖指導の実践．日本薬剤師会雑誌，63 (7)：59-64，2011
10) 門脇孝　監，日本くすりと糖尿病学会　編：薬剤師のための糖尿病療養指導ガイド，p.37-44，じほう，2012
11) 山田祐一郎　他：インクレチン製剤―DPP-4阻害薬，GLP-1受容体作動薬の基本―．Rp.+ 2011年冬号，10 (1)，p.13-56，南山堂，2011
12) 厚生労働省医薬食品局食品安全部基準審査課長通知，「α-リポ酸を含む自発性低血糖症」に関する注意喚起，2010年4月23日，食安基発0423第4号
13) 小河淳　他：低血糖症状を契機に発見され，健康食品（αリポ酸）が誘因である可能性を否定できなかったインスリン自己免疫症候群の一症例．50 (10)：759-763，糖尿病，2007
14) 日本薬剤師会：薬局におけるハイリスク薬の薬学的管理指導に関する業務ガイドライン第2版，2011年4月15日
15) 篠原久仁子：薬局でのハイリスク薬服薬管理の工夫―経口糖尿病薬を例にして―．日本薬剤師会雑誌，63 (1)：77-82，2011
16) 北澤式文　他：平成18年度厚生労働科学研究「医薬品の安全使用のための業務手順書」作成マニュアル，2007
17) 日本病院薬剤師会：ハイリスク薬に関する業務ガイドライン（Ver.2.2），2016
18) 厚田幸一郎：疾患の治療を理解するための臨床検査．日本薬剤師会雑誌，69 (5)：11-15，2017
19) 荒木博陽　監，井門敬子　編：ハイリスク薬チェックシート第3版，p.294-315，じほう，2016
20) 木村健：保険薬局のための薬学管理チェックシート，じほう，2011
21) 荒木博陽　他　編：あ，検査値が変わった　そのとき，薬のリスクは？．調剤と情報6月臨時増刊号，じほう，2017
22) 朝倉俊成：薬剤師のハイリスク薬管理．日本薬剤師会雑誌，63 (11)：93-98，2011
23) 日本薬剤師会　編：薬局・薬剤師のための調剤事故防止マニュアル第2版，薬事日報社，2011
24) 佐々木英久：インスリン製剤の調剤上の留意点．Rp.+ 2016春号，15 (2)：54-57，南山堂，2016
25) 高木康　編著，平野勉　他：薬局でできるメタボ対策サポート―薬剤師が行う予防・改善支援，p.125-128，じほう，2009
26) 篠原久仁子　他：サプリメントの適正使用に必要な情報提供のあり方－薬局アンケート調査に基づいて．月刊薬事，50 (7)：1041-1047，2008
27) 清野裕　他　監，日本くすりと糖尿病学会　編：糖尿病の薬学管理必携　糖尿病薬物療法認定薬剤師ガイドブック，p.81-190，じほう，2017

4 患者への薬学的管理指導

■ 1. 糖尿病患者におけるインタビューの重要性

　糖尿病患者は，食事，運動，糖尿病治療薬，血糖管理とともに，合併症予防およびメタボリックシンドロームへの進展予防の観点から，体重管理，禁煙，脂質異常症の管理や血圧コントロールと，それらの治療薬の服薬管理が重要視されている。こうした背景から，糖尿病薬だけでも3種類以上の薬を服用したり，眼科や循環器科，脳外科，腎臓内科，歯科，整形外科などの他科受診による併用薬を合わせて10種類以上となることも決して少なくない。

　さらに近年の糖尿病治療薬は，DPP-4阻害薬やSGLT2阻害薬などの新薬をはじめ，インスリン製剤やGLP-1受容体作動薬とそのデバイスの進歩はめざましく，患者1人ひとりの病態に応じてよりきめ細かで効果的な糖尿病治療薬の組み合わせが可能になった。こうした薬の進歩は，入院期間を短縮させ外来での注射製剤の導入を可能にした一方，ハイリスク薬管理指導としてより注意を払う必要性もある。加えて糖尿病患者の高齢化により，在宅での治療薬の服薬管理，安全管理が問題となっている。

　こうしたなか，厚生労働省から示された「患者のための薬局ビジョン」の指針にあるように，これからのかかりつけ薬剤師・薬局の役割は，ものから人へ，すなわち薬の調製から患者個別の糖尿病薬物療法の適正化支援にシフトしていくことが求められている。特に，糖尿病治療薬はこれまでの報告[1]でも残薬が問題となっており，長期の療養期間中に病識とともに薬識（薬の知識や意識）を高める患者教育，患者インタビューによる服薬モニタリング能力が重要となってくる。

　糖尿病患者の不安や疑問を解決し，患者個別の服薬支援ができるよう，本稿では糖尿病治療薬の外来患者，在宅での患者インタビューのポイントについて紹介していく。

(1) 糖尿病患者インタビューのポイント

　糖尿病薬はハイリスク薬であるため，その薬学的管理指導の要点については，前述の通りである（p.31）。薬剤師が薬学的管理指導の必要性が高いと判断した場合は，情報提供にとどまらず，患者インタビューを通じて残薬の確認や服薬期間中のアドヒアランスの確認，体調変化，副作用のモニタリング，あるいはほかの医療機関から投与された併用薬や一般用医薬品の使用の有無を確認するなど，患者個別のより具体的で薬学的知見に基づく指導が求められる。そこで，図1のような糖尿病患者の問題抽出のための患者インタビューシートを作成し，定期的に患者の理解をチェックし，理解不足がわかったときは再指導するとよい。

　患者インタビューでは，飲み忘れの有無などのクローズドクエスチョンではなく，オープンクエスチョンの質問を心がける。残薬の場合は具体的な数量と理由を尋ね，低血糖の場合は一方的な説明ではなく，「低血糖時はどのように対処していますか？」など具体的な患者の理解度を把握できるようなインタビューを心がける。

	☆★☆★糖尿病患者インタビューシート☆★☆★	/	/	/	/	/	/
1	残っている薬はありますか？ あればその理由はわかりますか？（持参or在宅の場合は残薬実物確認）						
2	お薬の服用方法，服用時間を無理なく守れますか？（服薬状況）						
3	飲み忘れた時，打ち忘れた時は，どうしたらよいかわかりますか？						
4	他に飲んでいるお薬，健康食品はありますか？						
5	今回処方された薬の名前と働きは，ご存知ですか？						
6	服用後の体調変化や薬の副作用はありますか？						
7	低血糖をご存知ですか？ 低血糖時はどのようにしていますか？						
8	検査値をご存知ですか？（効果の確認）HbA1c，血糖値，自己血糖測定（SMBG），体重，腎機能，血圧など						
9	外出時，旅行時の糖尿病のお薬はどうされていますか？						
10	注射の操作，空打ち，組み立て，針の廃棄，保管は自分でできますか？						
11	ジェネリックについてご存知ですか？ジェネリックを希望しますか？						
12	食事療法について，指示カロリーや指導を受けている点はありますか？　1日　　　kcal，塩分：1日　　　g						
13	食品交換表や治療食をご存知ですか？						
14	運動を心がけていますか？						
15	フットケアをしていますか？						
16	タバコはお吸いになりますか？　　　　本/日						
17	アルコールはお飲みになりますか？　1日　　　mL，　　　回/週						
18	発熱，風邪，下痢の時の糖尿病のお薬の対処はわかりますか？						
19	口の中の衛生は気をつけていますか？						
20	その他						

＊服薬指導時に確認した項目にチェックを入れる。

図1　糖尿病患者インタビューシート

　低血糖の患者インタビューと指導は，糖尿病の種類と併用薬によっても必要性が異なる。例えばDPP-4阻害薬は，血糖を一定に保つ働きを持つインクレチンの分解を抑制することによって，血糖の上昇に伴ってインスリンを分泌させて血糖を下げるといわれているため，本来は単独での低血糖リスクは少ないとされる。しかし，SU薬，速効型インスリン分泌促進薬などとの併用によって重篤な低血糖が現れる可能性があるため，あらかじめ低血糖の症状の出方（空腹感，ふらつき，冷や汗，手の震え，動悸，意識消失などのサインとなる症状）を伝えて，出現時には対処ができるよう指導しておく必要がある。また，α-GI阻害薬服用患者では，ショ糖では低血糖の対処が困難なためブドウ糖を携帯し，低血糖の症状が出たらブドウ糖をとるなどの対処法を指導する必要がある。

(2) 残薬とその理由確認，患者インタビューの必要性

近年，患者の高齢化などで薬の自己管理が困難になり，正しく服用されずにあまる「残薬」が問題となっている。日本薬剤師会の調査[1]によると，在宅医療を受ける75歳以上の患者の処方薬剤のうち，年間あたり約475億円が残薬であると報告されており，特に糖尿病薬は，ほかの疾患に比べて残薬が多いこと，加えて残薬を処方から調整しても再び処方の日数調整が必要になる患者が約3割いることの問題点も報告されている[2]。残薬の日数調整を行うだけでは，残薬の要因が解消されていないことが考えられ，繰り返し処方日数の調整が必要な患者については，残薬となる原因を患者インタビューによって個別に見いだし対応する必要がある。

(3) 残薬解消に必要な個別の要因に応じた服薬支援

そこで篠原らは，残薬を解消し，薬物療法を個別最適化することを目的として，糖尿病患者41名を対象に図2の残薬のアセスメントシートを用いて残薬要因について調査を行った[3]。単なる残薬の有無の確認や日数調節にとどまらず，個々の残薬の要因に応じて3分程度の服薬支援を行った結果，97.6%に残薬の改善がみられた。残薬の理由で一番多いのが「食直前の服用タイミングのずれによる飲み忘れ」で31.7%であった。一方，残薬が生じた際に一番多く求められた指導は，「飲み忘れ時の対処法」で48.8%であった。

薬局を訪れる患者は入院患者と違い，食事も薬も自己管理である。服用のタイミングを逃して飲み忘れに気づいたとき，降圧薬のように食事に関係なく服用してよいものと，血糖降下薬のSU薬のように食後空腹時に飲むと低血糖のリスクがあるものがあるため，服用薬の薬理作用に基づいて，患者個別に飲み忘れたときの対処法を服薬指導することで，残薬が大幅に改善する。

他科受診，併用薬が多い高齢者では，記憶が曖昧な飲み忘れが多くみられた。単なる一包化や薬剤師の服薬指導のみでは残薬問題が解決せず，医療機関側と患者情報を共有し，他職種と検討を必要としたのは約1割であった。こうした事例では，在宅での服薬管理状況や残薬の状況を訪問して患者インタビューを行い，医師に服薬状況のフィードバックを行うことが大切である。薬局での服薬指導のみで残薬の解決が困難な問題の場合は在宅における薬剤師介入の機会となり，医療機関との連携，患者情報の共有により根本的な解決につながる。残薬が問題になった患者とそのアプローチについての症例は，p.73に後述されている。残薬のアセスメントシートを活用すると，残薬の理由に応じた服薬指導と医師へのフィードバックの報告書に活用できるので，参考にされたい（図2）。

2．薬学的管理指導例

(1) インスリン導入における薬局と病院の対応事例

症例
55歳　女性
約2カ月前より視力の低下を自覚した。ずっと治療を怠っていたために心配になり，近医内

		医療機関名＿＿＿＿＿＿＿＿＿＿＿＿＿＿＿＿＿＿＿＿＿＿＿＿		薬局＿＿＿＿＿＿＿＿＿＿＿＿＿＿＿＿＿＿

```
医療機関名_____          薬局_____
担当医師名_____先生侍史          住所_____
TEL：                                      TEL：
FAX：_____            FAX：_____
                                           管理薬剤師_____
                                           担当薬剤師_____
```

以下の薬について残薬が多くみられたため、薬局で以下の服薬指導を行いましたので報告させていただきます。

ID		氏名		様	男・女	大正・昭和・平成　年　月　日生

日付		薬品名	残数

理由

	1	飲み忘れA	食直前，寝る前などのタイミングのずれ
	2	飲み忘れB	外出先に持参忘れ
	3	飲み忘れC	飲んだか忘れてしまうなど記憶があいまい
	4	理解不足A	服用方法の誤解
	5	理解不足B	薬の必要性
	6	受診の間隔のずれ	処方日数と受診日の間隔のずれ
	7	減量	
	8	副作用の発生	
	9	服薬拒否	薬は毒，注射がいやなどの心理的な理由
	10	剤型上飲みにくい	嚥下しにくい
	11	味	
	12	臭い	
	13	調節して飲んでよい指示を受けている	
	14	識別困難	
	15	ADL障害	麻痺などがあって服用・注射困難
	16	その他	

対処

	1	飲み忘れの対処方法指導と服用方法の工夫など
	2	ピルケースや財布などの携帯の工夫
	3	薬カレンダーや一包化など
	4	服薬指導（服用方法）
	5	服薬指導（薬効や併用の意味）
	6	次回予約日の確認と日数調整
	7	1日分処方？
	8	中止か継続の確認
	9	医療機関との連携協議
	10	剤型・投与方法の検討（簡易懸濁法など）
	11	GE・先発品の検討
	12	調剤方法の検討
	13	疑問があれば指示内容の確認
	14	ルーペや一包化など
	15	補助具や一包化など
	16	その他

\#残薬の問題
　　S（患者の訴え）
　　O（併用薬剤，検査値など）
　　A（残薬の理由　アセスメント）（服薬上の問題点）
　　P（服薬指導内容，今後の服薬ケア計画など）

図2　残薬アセスメントシート

科を受診してグリベンクラミド2.5mgが開始となった。その後，近医内科より紹介状を持参して総合病院の眼科を受診する。

眼科で増殖網膜症（PDR）と診断され手術を勧められたが，血糖コントロール不良のため，同病院糖尿病内科に紹介受診となった。血糖が改善した後，眼科で手術を行うこととなる。

主訴：視力低下
現病歴：増殖網膜症
既往歴（合併症を含む既往歴に関する情報）
　14歳：虫垂炎手術
　28歳：第2子妊娠時に妊娠糖尿病指摘
　33歳：仕事開始時の検診で高血糖を指摘されたが，通院・加療はしなかった
　45歳：子宮筋腫手術，同時に両側付属器摘出
　53歳：掌蹠膿疱症
・妊娠中はインスリン療法を行っていた。出産後は血糖コントロールが良好であったため，以後は糖尿病内科に通院していない。第1子妊娠時は高血糖の指摘はなく，帝王切開で出産した（3,300g）
・子宮筋腫手術をした際も高血糖を指摘され，術前に内服管理を受けた。術後は数回糖尿病内科に通院し，その後中断した
家族歴
　父：2型糖尿病，胆管がん
　母：肺がん
生活歴
　・夫，長男の3人で暮らしている（長女は結婚して他県在住）
　・スーパーでパートをしている
　・1日2食（朝昼兼用，夕食）で，調理は本人が行っている
　・息子の帰りが遅いので，それを待っている間に間食をする
　・喫煙歴：10～15本/日（15年間），4年前から禁煙
　・飲酒歴：機会飲酒
身体所見：身長161.0cm，体重59.7kg，BMI 23.03kg/m^2，血圧126/68mmHg，最大体重
　　　　　34歳時に65kg，20歳時の体重は53kg，労作時胸痛（−），浮腫（＋）
検査所見：血液検査：HbA1c 14.2％，血糖値132mg/dL，尿素窒素12.6mg/dL，クレア
　　　　　チニン0.41mg/dL，成人eGFR（1.73）120.4mL/min/1.73m^2，総蛋白7.5g/dL，
　　　　　アルブミン4.4g/dL，尿検査：蛋白（−），糖（3＋），ケトン体（−），ウロビリ
　　　　　ノーゲン（±），潜血（−）
副作用歴：なし
アレルギー歴：なし

処方内容
グリベンクラミド2.5mg　1日1回　朝食後

総合病院の糖尿病内科外来受診時

　前医で開始されたグリベンクラミド2.5mgは中止。インスリン自己注射（インスリングラルギン朝4単位），シタグリプチン25mg，血糖自己測定4回（毎食前，就寝前）が開始となった。1週間後に糖尿病内科の入院を予約。入院するまでの間に食前血糖値150mg/dL以上が続く場合は，インスリングラルギンを6単位まで増量するよう指示された。

1）教育入院前の薬局における対応

　p.55に記載の患者背景の通り，第2子妊娠時に妊娠糖尿病であったが，出産後の定期検査未受診。視力低下があり，近医を受診してグリベンクラミドが処方されたが，総合病院眼科を紹介され受診した結果，増殖網膜症と診断された。手術が必要だが，血糖コントロール不良のため糖尿病内科へ転科して，インスリン処方となり来局。手術に向けての血糖コントロールと糖尿病教育目的で1週間後に入院予定。

現病歴：妊娠時や職場検診で糖尿病を指摘されたが，ほぼ未治療だった。最近視力低下
　　　　があり眼科を受診したら，糖尿病による増殖網膜症と診断され手術を勧められて
　　　　いる
生活歴：長女は結婚して他県在住
併用薬：なし
サプリメント・健康食品：なし

処方内容
・インスリングラルギン　4単位　朝
・シタグリプチン25mg　1錠　朝食後

S）・まさか糖尿病で目の手術になるとは思っていなかった
　　・妊娠時のインスリン注射は1日4回だったが，今回は1回となった
　　・食前血糖値が150mg/dL以上なら，インスリングラルギンは6単位注射
O）・糖尿病連携手帳より
　　　HbA1c 14.2%，血糖値132mg/dL，身長161.0cm，体重59.7kg，血圧126/68mmHg，尿蛋白（−），尿糖（3＋）
　　・4年前より禁煙（10〜15本/日，15年間の喫煙歴）
A）・インスリン注射手技（保管方法，空打ち，投与部位，針の廃棄）は理解している
　　・BOT療法の目的（p.30）
　　・家族の協力体制を確認した
EP）・慢性合併症と血糖コントロールの重要性の理解
OP）・血糖自己測定値の確認
　　　・低血糖症状の有無の確認

アセスメントのポイント

　本症例は糖尿病放置による合併症発症例である。1週間後に入院の予定があるため，薬局では手技の再確認をする。低血糖によるめまいなどで転倒し，眼底出血が悪化しないように，低血糖への指導は怖がらせずにしっかり行う。視力障害は糖尿病の高血糖による血管障害であり，良好な血糖コントロールが重要ということを理解させる。

　退院後に糖尿病内科と眼科の処方箋を持って来局した際には，増殖網膜症の手術が治療のゴールではないこと，手術時などシックデイ時の血糖値とその対処法などを順次説明する。食事は本人が作り，帰りの遅い長男の夕食を待っている間に間食をするため，家族の協力も必要なことを理解させる。

　インスリンや血糖自己測定の手技は，長年行うと手順をスキップすることもあるので，定期的に声かけをして手順の確認を行うことも大切である。この患者は4年前より禁煙しているが，タバコの血管へのリスクをあらためて説明し，増殖網膜症の治療は継続的な血糖コントロールと禁煙が重要であることを認識させる。過去に治療中断歴があることから，内科だけでなく眼科への定期通院の必要性を説明して，薬局での来局時に眼科受診歴を確認する。

2）病院における入院時の対応

　血糖コントロールおよび糖尿病教育目的で2週間の入院となった。入院中は糖尿病教室にも参加，血糖値が改善傾向となったため内科は退院となる。今後あらためて眼科に入院，手術予定となっている。

退院時処方

・インスリンアスパルト　朝6単位，昼6単位，夕7単位
・インスリングラルギン　就寝前10単位
・シタグリプチン25mg　1日1回　朝食後
＊血糖自己測定　1日4回　毎食前，就寝前

入院中の薬剤師の関わり

・持参薬の確認
・インスリン自己注射は外来で導入されているため，手技確認，投与部位の確認
・低血糖，シックデイの説明（外来で指導されている場合は，知識の確認）
・保管方法の説明（外来で指導されている場合は，知識の確認）
・入院中にインスリン注射が追加となったため，薬効・投与方法の説明，ペンの形が異なるため手技説明
・内服薬の服用状況・副作用の有無の確認
・退院時には，退院薬を用いて入院中の指導内容の理解を確認する。

　入院期間は2週間であり，患者は「眼科の手術をするために血糖値を良くする」ことが，今回の目標となっている。手術も無事終了し，糖尿病内科の定期通院が開始となった際には，通院を中断することなく，患者の状況に応じた指導を保険薬局に依頼。

(2) 妊娠糖尿病における病院と薬局の対応事例

1) 病院での対応状況①

症例

28歳　女性

　妊娠24週の妊婦。産科の定期検診の際に血糖値が高かったため，75gブドウ糖負荷試験（75gOGTT）を実施したところ，空腹時血糖値：75mg/dL，1時間値：182mg/dL，2時間値：143mg/dLと1点が該当し，妊娠糖尿病と診断（表1）。すぐに糖尿病内科に紹介受診となった。

主訴：妊娠糖尿病にて紹介受診

現病歴：妊娠糖尿病

既往歴（合併症を含む既往歴に関する情報）：なし

家族歴：父親：2型糖尿病

生活歴：26歳で結婚，夫と子どもの3人家族，会社員

身体所見：身長161cm，体重59.7kg，BMI23.03kg/m²

検査所見：75gブドウ糖負荷試験（75gOGTT）：空腹時血糖値75mg/dL，1時間値182mg/dL，2時間値143mg/dL

副作用歴：なし

アレルギー歴：なし

　糖尿病内科では，食事療法と血糖自己測定を1日6回（毎食前・食後）が指示された。本症例は「在宅妊娠糖尿病患者指導管理料（75gOGTTが2点以上該当の場合，または非妊娠時の

表1　妊娠糖尿病の定義と診断基準

定義	妊娠中にはじめて発見または発症した糖尿病に至っていない耐糖能異常である．妊娠中の明らかな糖尿病，糖尿病合併妊娠は含めない．
妊娠糖尿病 （gestational diabetes mellitus） 診断基準	75g OGTT において次の基準の1点以上を満たした場合に診断する． ①空腹時血糖値 ≧ 92mg/dL（5.1mmol/L） ②1時間値 ≧180mg/dL（10.0mmol/L） ③2時間値 ≧153mg/dL（8.5mmol/L）
妊娠中の明らかな糖尿病 （overt diabetes in pregnancy）注1) 診断基準	以下のいずれかを満たした場合に診断する． ①空腹時血糖値≧ 126mg/dL ② HbA1c≧6.5% ＊随時血糖値≧200mg/dL あるいは75g OGTT 2時間血糖値≧200mg/dLの場合は，妊娠中の明らかな糖尿病の存在を念頭に置き，①または②の基準を満たすかどうか確認する．注2)
糖尿病合併妊娠 （pregestational diabetes mellitus）	①妊娠前にすでに診断されている糖尿病 ②確実な糖尿病網膜症があるもの

注1．妊娠中の明らかな糖尿病には，妊娠前に見逃されていた糖尿病と，妊娠中の糖代謝の変化の影響を受けた糖代謝異常，および妊娠中に発症した1型糖尿病が含まれる．いずれも分娩後は診断の再確認が必要である．
注2．妊娠中，特に妊娠後期は妊娠による生理的なインスリン抵抗性の増大を反映して糖負荷後血糖値は非妊娠時よりも高値を示す．そのため，随時血糖値や 75g OGTT 負荷後血糖値は非妊娠時の糖尿病診断基準をそのままあてはめることはできない．

（日本糖尿病学会　編・著：糖尿病診療ガイドライン2016，p.370，南江堂，2016）

BMIが25以上かつ75gOGTTが1点該当は算定対象）」の算定対象外であり，血糖測定器・穿刺針・試験紙は保険薬局で自費購入となった。

2）薬局での対応状況①

妊婦健診で高血糖があり，検査の結果，妊娠糖尿病と診断されて血糖自己測定を勧められ，購入目的で来局。第2子妊娠による産科の定期検診で糖尿病と診断され，糖尿病内科への通院となった。血糖自己測定が保険適用外のため薬局で購入となる。

> 主訴：妊娠糖尿病のため血糖コントロール目的にて血糖自己測定器の購入希望
> 身体所見：不明（確認せず）
> 他科受診：なし
> 併用薬：なし
> サプリメント・健康食品：なし

S）・第1子妊娠時に糖尿病指摘なし
　　・食事指導を受けたが指示通りできるか不安
　　・毎日6回の測定はQOLも悪く費用もかかる
O）・糖尿病連携手帳より以下の情報を入手
　　75gブドウ糖負荷試験：空腹時血糖値75mg/dL，1時間値182mg/dL，2時間値：143mg/dL
A）・手技は病院にて指導済み
　　・第1子も幼く，子育てしながら妊娠期間中の血糖測定に対して不安がある
　　・測定コストへの不安がある
EP）・手技の確認（消毒，穿刺，血液の採取）
　　・正常な血糖コントロールの必要性の理解

アセスメントのポイント

妊娠中に糖尿病と診断されると，妊婦は非常に不安になる。その不安をかき立てないような対応が必要であるが，正しい情報提供は行うようにしたい。妊娠糖尿病患者から出生する児は，将来，肥満や糖代謝異常を起こすことが多いので，出産後に家族が正しい生活習慣で子育てができるように，食事療法を前向きに思える説明をしたい。測定機器は病院で説明を受けた機器を販売する。これは，インスリン注射が必要になった場合には保険で穿刺針・試験紙が支給されるためであり，可能であれば病院で扱った機器にする。穿刺針・試験紙が自費購入になるとかなりの費用負担がある。測定を失敗なく1回でできるコツは穿刺である。針刺しの際に指が逃げずにしっかり刺せるように説明し，針などの医療廃棄物は処方元の医療機関に持参するなど適正に廃棄するように伝える。

3）病院での対応状況②

妊娠28週になり，血糖自己測定値が食前100mg/dL以上，食後2時間値120mg/dL以上が続くようになったため，インスリン自己注射が少量より開始となった。インスリン自己注射開

始後は，在宅妊娠糖尿病患者指導管理料の算定で血糖測定の穿刺針・試験紙が糖尿病内科より支給されるが，インスリン製剤は処方箋により保険薬局で供給された。

4）薬局での対応状況②

妊娠28週となっても血糖高値が続いたため，インスリン自己注射が開始となった。血糖自己測定の穿刺針・試験紙は病院にて支給となった。

S）・インスリン注射ができるか不安
　・子どものためなら頑張れる
O）・自己管理ノートより
　　　血糖自己測定値食前100mg/dL以上，食後2時間値120mg/dL以上
　・超速効型と持効型インスリン2剤処方
A）・病院での注射手技（保管方法，空打ち，注射部位，針の廃棄）についての説明を受け，理解している様子
EP）・低血糖の対処法
　・血糖自己測定からインスリンの血糖降下作用を理解
　・良好な血糖コントロールで正常分娩ができることを説明
OP）・血糖自己測定値より低血糖症状有無を確認

アセスメントのポイント

妊娠時にはインスリン需要が増大するため，インスリン注射が必要であり，良好な血糖コントロールは母体や胎児の合併症予防のために重要であることを理解させる。低血糖発症の原因・理由を説明して，対処法を指導する（「第3章 3.低血糖」参照）。また，第1子と遊ぶ際，エネルギー増加時の低血糖に注意する。部位をローテーションして注射しているかの確認を行う。妊婦への注射部位も腹部となるため，下記の点に注意する。

・妊娠後期（妊娠8カ月以上）になったら腹部のへその周囲は避けて注射する。
・心理的に腹部が怖い場合には上腕や大腿に投与する（ただし吸収速度が遅いため，コントロールが悪い場合には腹部へ変更）。

出産すると妊娠糖尿病患者の多くは血糖値が正常になる。しかし，約50％の患者は将来2型糖尿病を発症する[4]。また，父親が2型糖尿病であるという家族歴もあるため，2型糖尿病の遺伝に関する情報も提供し，注意を促す。今後この患者は，処方箋調剤やOTC薬，サプリメント，乳幼児製品などの購入で薬局を訪れる機会が多いと考えられる。ポスターやチラシなどで正しい糖尿病の知識を啓発して，糖尿病予備軍となる患者には薬局での検体測定を勧め，出産後も定期的に健診を受けるように説明する。

5）病院での対応状況③

妊娠後期，胎盤はさらに大きくなり，インスリン投与量も徐々に増量した。
妊娠39週になり，分娩目的で産科に入院。分娩直前のインスリン投与量は超速効型（朝8単位，昼10単位，夕10単位）および持効型（就寝前12単位）であった。出産後の血糖値は問題な

く，また出産後の経過も問題なかったため，5日目に産科病棟を退院となった。その際の退院時には，後陣痛の疼痛管理目的のロキソプロフェンナトリウムが頓用で処方され，インスリン自己注射や血糖自己測定の指示はなかった。

退院時は，ロキソプロフェンナトリウムの効能・効果，予想される副作用についての服薬指導を行った。また，糖尿病療養指導として，将来の2型糖尿病発症の可能性について説明し，定期健診などを利用して早期発見して必要に応じて受診するように説明した。

退院後1カ月後に糖尿病内科を受診し，75gブドウ糖負荷試験により2型糖尿病でないことが確認され，糖尿病内科の受診は終了となった。

(3) 1型糖尿病：インスリン導入のための入院時から退院後の指導事例

1) 病院における対応
症例
24歳　女性

会社の健康診断より受診勧奨されて病院を受診。検査結果より1型糖尿病であることがわかり，すぐに入院となった。今まで健康であったため，糖尿病に対する受け入れができていない様子。

主訴：約2カ月で体重3kg減少。口渇，多飲，多尿
現病歴：なし
既往歴（合併症を含む既往歴に関する情報）：なし
家族歴：なし
生活歴：両親と3人で生活，食事は母親がほとんど作っている。就業している（2年程度）。
　　　　将来，結婚を考えている人がいる。
身体所見：身長160cm，体重52kg，ほかは特になし
検査所見：尿蛋白（−），尿糖（2＋），尿ケトン（＋），空腹時血糖値240mg/dL，HbA1c11%
　　　　　（NGSP），抗GAD抗体陽性，血中インスリン0.5μU/L（正常値2.2〜12.4）
副作用歴：なし

糖尿病チームにおける情報と問題

今回の入院にて1型糖尿病であることと，特に原因は不明であることの説明を医師から受けている。またインスリンによる治療が一生必要となる話も説明された。

これまで健康であったため糖尿病の知識がないが，理解力は高く治療に必要なことはおおむね実施継続可能であろうと思われる。ただし，1型糖尿病の受け入れと精神的なダメージが心配である。将来予想していた理想の自分との乖離についてどう納得できるか，サポートの必要があるものと思われる。

S）・一生インスリン注射なんて何とかならないんですか？
　　・これから私はどうなってしまうのだろう…（看護師への話）
　　・いろいろ覚えることが多くて不安（自己注射・血糖自己測定の手技，責任インスリンの考

え方，カーボカウント，低血糖について対応と予防）
O）・抗GAD抗体陽性，血中インスリン0.5μU/L，インスリン分泌能低下，1型糖尿病
　　・治療はインスリン強化療法，いずれはCSII（SAP）も選択肢
　　・スポーツはもちろん，条件はあるものの出産も可能であることを医師から聞いて少し落ち着いた様子
　　・カーボカウントや運動，低血糖の予防と対処について理解と実践が必要となる
A）・自己注射手技は，自己流になって血糖コントロールが悪くならないように継続的な手技の確認と指導が必要
　　・一生インスリンを使うことを聞いてショックを受けている。インスリンの歴史と治療の進歩について説明した後に，「内服薬が作れないだけなんですね」の言葉が聞かれた
　　・インスリンの名前，種類，量について理解できていない様子
　　・入院中に低血糖を経験しており，低血糖に対しイメージはできている。まだ低血糖時の対応については理解できていない様子
　　・責任インスリンの考え方は指導で理解できたものの，インスリンの自己調節にはまだ恐怖感を持っており，時間が必要と思われる
　　・自己注射および血糖自己測定の手技を一緒に練習，理解力は高く簡単に手技を習得できた
OP）・自己注射および血糖自己測定の手技は，自己流にならないよう外来受診時に看護師より定期的に確認してもらうこととする
EP）・インスリン打ち忘れ時の対応を指導
　　・超速効型と持効型の違い，責任インスリンの考え方を指導。どのインスリンの効果がいつの血糖値につながっているか伝えると，低血糖や高血糖の予測がつくようになる
　　・低血糖とその対処を実施できるようにする。ブドウ糖の携帯や補食の必要性がいえるようにする
　　・インスリン注射の打ち忘れの際の投与について，デグルデクを使用し忘れた場合には，気づいた時点で使用，その次の使用は8時間以上あけて注射し，その後は通常の注射時刻に使用。超速効型は医師と相談して対応となった
　　・食事療法，カーボカウントの考え方を理解してもらう。血糖コントロールのためのインスリン量の調整は，外来担当看護師と情報を共有し医師主導により外来で指導していくこととなる
CP）・今後について疑問や心配があるようなら，医師から交際相手に説明してもらえることとなっている

アセスメントのポイント
　インスリン分泌能が低下した1型糖尿病では，緊急的にインスリン注射が必要となり，本人の病気への理解が得られないうちに指導し，手技を習得する場合も出てくる。患者自身，何が起きているか理解できないまま治療が進行している場合も珍しくない。また，一生インスリン自己注射が必要であることを聞いた際に心理的なダメージを受けることが多く，多くの医療施設では医師だけでなく，メディカルスタッフが介入して不安を取り除く努力が実施されている。

薬剤師として注射手技や効果，副作用だけでなく，インスリンの歴史や注入器の進歩など，薬剤の周辺知識を充実させておくことは重要である．本症例の場合，インスリンを一生使うことに心理的負担がみられたため，今後に希望を持つためにインスリンの歴史と技術の進歩について説明した．CGMやSAPなど医療機器の進歩はここ数年目覚ましい．現状の治療法しかないと説明するよりは，より良い治療法が見つかった際に合併症が進んでいないことに大きな意味がある．より良い血糖コントロールの継続が，希望を持った生活につながることを理解することが重要である．

また，シックデイ対策やカーボカウントなど習得項目が多いため，過度なストレスを持たせず時間をかけた指導が望まれる．しかし，インスリン自己注射手技と血糖自己測定（Self Monitoring of Blood Glucose：SMBG）の手技はすぐに習得する必要がある．

予後についても，1型糖尿病で禁止されている活動はないことを知らせておく．妊娠については，良好な血糖コントロールを得てからの計画妊娠が理想であるため，あらかじめ医師と相談する．

1型糖尿病では，インスリンの効果が顕著に現れる場合が多く，投与量により血糖の変動は激しい．食事や活動に合わせたインスリンの投与が必要となるが，調整が困難なこともある．投与量については医師の指示となるが，投与量の調節はインスリン作用時間と投与量の考え方を理解できていることが必須となる．あらかじめ責任インスリンの考え方を指導しておく．

また，血糖降下が急激な場合があるため注意が必要である．低血糖を引き起こさないための補食やインスリン投与量の減量など，患者自身が予測し低血糖を予防することが重要であり，経験から学ぶことで参考となる．血糖自己測定ノートを見せてもらい，本人の理解と知識に誤りがないか確認することも大切である．

2) 薬局における対応

インスリン自己注射および自己血糖測定の手技は十分に慣れてきて，検査値も理解できている．HbA1c値がまだ高いことを気にしている様子．

検査所見：HbA1c 8.9%，空腹時血糖 167mg/dL，BP 114/72mmHg
副作用：低血糖症状あり
アレルギー歴：なし
他科受診：なし
服薬状況：注射を忘れない
その他：結婚・妊娠したい

入院中からの申し送り

両親と自身の3人で生活，食事は母親がほとんど作っている．就業（2年程度）しており，将来結婚を考えている人がいる．今回の入院にて，医師から1型糖尿病であることと特に原因は不明であることの説明は受けている．またインスリンによる治療が一生必要となる話も説明された．強化インスリン療法を行い退院して来局．退院後，自宅での生活や将来の不安などがある．

糖尿病連携手帳より

検査値：HbA1c 8.9%，FBS 167mg/dL，BP 114/72mmHg，
処方：インスリンリスプロ ミリオペン　1本（4-4-6）
　　　インスリンデグルデク フレックスタッチ　1本（0-0-6）
　　　ペンニードルプラス 32G 4mm　112本

S）・退院してきたばかりで生活のリズムが崩れている
　・会社の人や友人に病気のことをどう伝えればいい？
　・結婚するつもりだけど，妊娠できるかなあ？　インスリンポンプがあるって聞いたけど。低血糖が起きてちょっとパニックになった
O）・職業：営業
　・危険を伴う作業：車の運転をしている
A）・生活のリズムは徐々に慣らしていくとよい。注射を続けることが生活のリズムの中に取り込まれれば問題と感じることは減ると思われる
　・会社の人や友人全員が知らなくても，上司や核となる人には伝えておく方が，低血糖を起こしたときにスムーズに対処することができる。1型糖尿病に対する正しい知識を回りに知ってもらうことが重要である
　・営業の仕事で重いストレスを感じることもあると思われる。ストレスは血糖値を上げてしまうことが予想できる。ストレスと上手に付き合うための方法としてスポーツがあり，スポーツをすることによってストレス回避と血糖コントロールの両方に良いことがある。慌てずに取り組めることから始めるとよい
　・運転する際は運転前に血糖測定することを勧める。低めの場合は補食をするなどして低血糖対策をしていく必要がある
　・病気が結婚することの障壁となることはないはず。妊娠については，計画妊娠をすることが本人だけではなく子どもにとっても大切なことだと思われる。血糖コントロールすることで妊娠も成立しやすくなる。インスリンポンプで血糖コントロールがしやすくなる場合がある
　・低血糖は繰り返し起こさないことが大切。1型糖尿病はインスリン注射が欠かせないため，低血糖には十分に注意していく必要がある。交感神経が興奮状態のときに早期に対応するようにする
EP）・注射を忘れない工夫をする。食事がとれそうになければ食直後でもいいので注射をすること
　・心理的負担感は注射することの受容とは別のことであり，負担感を減らす指導が必要となる。例えば，外食などでの注射場所の確保に対するアドバイスなど，個々の患者場面にあった指導をする。基礎インスリンは決して欠かさないことを指導した
OP）・低血糖の発生頻度，自覚症状のチェックをして，低血糖が頻繁に起こっている時間を把握し低血糖対策を一緒に考える
CP）・ストレスの状況は人それぞれ違うものであり，その患者にあった回避方法がある。運動は血糖コントロールだけではなくストレス回避の1つの方法でもある。食事や運動など

に関しては特に制限はないことを指導することで，ストレス軽減にもなる。しかし，制限はないものの，偏った生活は避けるべきであることも指導した

アセスメントのポイント
①患者の心理的負担

1型糖尿病は2型糖尿病と違い，インスリン注射が必要となることが多く，心理的負担が大きい。しかし，自己注射を継続する必要があり，インスリン注射が生活の一部となる人がほとんどである。少しでも不安を取り除くことも療養指導で重要なことである。

②ストレスと血糖コントロール

日頃のストレスは血糖コントロールに影響する。ストレスがかかるとさまざまなホルモンが出てくる。その中のコルチゾールは体を守るために出るが血糖値を上昇させるホルモンでもあるので，ストレスを上手に緩和することによって血糖値の安定化につながる。

③運転中の低血糖

運転中に低血糖を起こすと，重大な事故を起こす場合がある。車の運転をする際は低血糖を回避することは必須であり，糖質を含む食品をとることで低血糖を防ぐことができる。長時間の運転の際は，適度に休憩を入れながら必要に応じて血糖を測定することが望ましい。

④妊娠初期の血糖コントロール

妊娠初期の血糖コントロール不良は，胎児の奇形に関わることがある。そのため，妊娠の際はHbA1c6.5％以下が目標となり[5]，計画性が求められる。血糖コントロールをするうえでインスリンポンプを必要とする患者がいる。血糖コントロールはインスリンポンプを入れれば必ず良くなるわけではないが，高血糖にさらされる時間を短くすることが期待できる。カーボカウントを取り入れることも，より良いコントロールを達成するうえで有効な方法の1つである。

⑤血糖コントロールと低血糖

低血糖を起こさずに血糖コントロールすることは，糖尿病治療において最も好ましい状況である。しかし，血糖コントロールを行うと，運動や食事，インスリン量によっては低血糖を起こしてしまうことがある。低血糖の対応を迅速に行い，低血糖後の高血糖を防ぐことも大切なことである。また，低血糖を我慢することにより，後に高血糖を引き起こすこともある。低血糖を防ぎ，高血糖にならないことが理想的な血糖コントロールである。なお，内因性インスリン分泌の少ない1型糖尿病では，血糖コントロールが難しいことがある。

⑥他科受診の推奨

眼科は早めに受診していくことが必要である。糖尿病患者の眼科受診率を上げて，網膜症の出現・進行を防ぐことは重要なことである。

また，歯科受診についての指導も今後のことを考えると必要となる。妊娠する前に口腔内のケアをしていくことと，80歳で20本以上の歯を残す「8020運動」を歯科医師とともに取り組むことも患者にとっても重要である。

(4) 高齢者の認知症による服薬アドヒアランス不良と腎機能低下の事例

症例

89歳　女性

　夫と発達障害のある50代の息子と3人暮らし。以前は電車を利用し大学病院まで行き，自立した生活を送っていた。3年ほど前から外出後，帰宅できなくなるなどの認知症症状が出始めたため，ヘルパーとともに近医（開業医）に通院するようになった。その後，認知症（短期記憶の低下）が進行し，近医への通院も困難になったため在宅医療となった。

主訴：なし

現病歴：糖尿病

既往歴（合併症を含む既往歴に関する情報）：以前は抗うつ薬を服用していた

家族歴：不明

生活歴：喫煙なし，飲酒　機会飲酒，車の運転なし

身体所見：身長142cm，体重35kg

検査所見：HbA1c 6.6%，Scr 0.8mg/dL

副作用歴：なし

アレルギー歴：なし

他科受診：なし

併用薬：なし

サプリメント・健康食品：なし

服薬状況（含残薬状況）：認知機能の低下から複数回の服用の可能性あり

患者・家族等の相談事項：なし

患者の服薬中の体調の変化：なし

副作用が疑われる症状の有無：なし

飲食物（医薬品に影響するもの）摂取状況等：豆菓子が好きなようで自宅に大量に保管

ジェネリック医薬品の使用に関する患者の意向：なし

処方内容

・グリメピリド3mg　1回1錠　朝
・シタグリプチン50mg　1回1錠　朝
・メマンチン10mg　1回1錠　朝

服薬自己管理困難

S）・薬？　きちんと飲んでいるわよ。あれ？　今朝は飲んだかしら？
　　・朝ごはん？　食べたと思うけど…
O）・残薬確認：グリメピリド3mgが5錠不足
　　・台所には菓子パン，宅配弁当が半分残され置いてある
　　・会話からも，短時間に同じ話を何度もするなど短期記憶の低下がみられる

A）・SU薬の服薬間違い（過剰服用）の可能性あり
　・HbA1c6.6%は，高齢者の治療目標（スライド）からすると下限値を下回っており，低すぎる可能性
　・低血糖の注意から，DPP-4阻害薬とSU薬の併用時はグリメピリド2mg以下が推奨されており，3mgの処方は多過ぎる可能性
　・認知症によって服薬したこと自体を忘れてしまい，過剰に服薬するリスクがある（低血糖）
CP）・高齢者糖尿病治療目標からは，軽度または中等度以上の認知症があると，下限値がHbA1c7.0%もしくは7.5%とそれ以上下回らないことが勧められている（p.11）
　・認知症による服薬の間違いが考えられるため，医師に現在の服薬状況を服薬情報提供書で報告し，SU薬の減量などを提案した
O）加齢による腎機能低下とシタグリプチンの過量投与の可能性。
　Scr：0.8mg/dL→クレアチニンクリアランス（Ccr：mL/min）の計算[6]
　Ccr（男性）＝ ｛(140-年齢)・体重｝/（Scr・72）
　Ccr（女性）＝ 0.85・Ccr（男性）
　Ccr（女性）＝ 0.85・｛(140－89)・35｝/（0.8・72）
　　　　　　 ＝ 26.3
A）・高齢であり，通常の血清クレアチニン値から推察すると腎機能が低下している可能性が考えられた。実際に計算してみると，26.3mL/minであった。シタグリプチンの投与量の基準は，添付文書ではクレアチニンクリアランス（mL/min）が30以下の場合には，通常投与量12.5mg/日であり，最大投与量25mg/日とされている
　・HbA1cは現在6.6%であり，同時に腎機能低下が予想されることから，シタグリプチンの減量も必要と考えられる
CP）・シタグリプチンの減量を提案。50mg/日→12.5mg/日
OP）・血糖値やHbA1cの確認，服薬アドヒアランスの確認

アセスメントのポイント

①認知機能低下と薬物治療

　糖尿病における薬物治療において，低血糖を起こさないように最大の注意を払うことが大原則である。特に高齢者においては，さまざまな合併症などから低血糖症状が自覚しづらく絶対に低血糖を起こさないように配慮しなくてはならない。ましてや認知症がある場合は食事の摂取量の把握は困難である。この患者の場合，自宅での介護力は期待できないため，厳格な糖尿病コントロールよりも低血糖を起こさせない薬物療法の提案が必須である。
　「高齢者糖尿病の血糖コントロール目標」（p.11）に当てはめると，カテゴリーⅡに該当し，SU薬での治療を継続する場合，目標値HbA1c8.0%未満，下限7.0%となっており低血糖の危険が非常に高いと考える。
　また，日本糖尿病学会より「インクレチンとSU薬の適正使用に関する委員会によるRecommendation」が出され，重症低血糖を防止するため，DPP-4阻害薬とSU薬の併用時の重症低血糖を防止する観点から，1日量としてグリメピリド2mg以下が推奨されている。本症例では3mgが処方されているため，服薬の現状を伝えてSU薬の減量を提案した。

表2　腎機能とシタグリプチンの投与量

〈用法・用量に関連する使用上の注意〉
(1) 本剤は主に腎臓で排泄されるため，腎機能障害のある患者では，下表を目安に用量調節すること。（「慎重投与」及び「薬物動態」の項参照）

腎機能障害	クレアチニンクリアランス（mL/分） 血清クレアチニン値（mg/dL）※	通常投与量	最大投与量
中等度	30 ≦ Ccr < 50 男性：1.5 < Cr ≦ 2.5 女性：1.3 < Cr ≦ 2.0	25mg 1日1回	50mg 1日1回
重度，末期腎不全	Ccr < 30 男性：Cr > 2.5 女性：Cr > 2.0	12.5mg 1日1回	25mg 1日1回

※：クレアチニンクリアランスに概ね相当する値
(2) 末期腎不全患者については、血液透析との時間関係は問わない。

［シタグリプチン添付文書（2014年5月版）］

②高齢者の腎機能低下への配慮

　腎機能は年齢が上昇するにつれて低下することが知られている。血清クレアチニンが一般的な数値でも，腎機能が低下していることが想定される場合がある。

　一般的に薬物投与の指標はクレアチニンクリアランス（Ccr：mL/min）で示されることが多い。この患者に使用されているシタグリプチンも，添付文書上ではCcrを基準に表2のように表記されている。

　この患者の場合，血清クレアチニンは0.8mg/dLと高値ではないが，89歳という高齢と小柄な体格を考慮して計算すると，前述のように30mL/min以下となる。

　同時に，eGFRで考えた場合においても，体格を考慮すると腎機能は低下している点を考慮する必要がある。eGFRや体表面積の計算式は下記の通りである[6]。

男性：eGFR $(mL/min/1.73m^2) = 194 \cdot Scr^{-1.094} \cdot 年齢^{-0.287}$
女性：eGFR $(mL/min/1.73m^2) = 0.739 \cdot eGFR（男性）$
DuBois式：体表面積 $(m^2) = 体重^{0.425} \cdot 身長^{0.725} \cdot 7184 \cdot 10^{-6}$

エクセルなどで計算式を作成しておけば簡単に計算が可能である。

　この患者の場合には，eGFR $(mL/min/1.73m^2)$ は50.5であるが，体表面積を補正しない場合だと34.5mL/minとなり，明らかに低下していることが予想される。高齢者の場合には，このような点にも十分注意を払う必要がある。

(5) 健康診断の結果糖尿病を指摘されて治療を開始した事例

症例
53歳　女性
　職業は会社員で，仕事は主にデスクワーク。会社の健康診断の結果から受診勧奨され，開業医を受診。当初3カ月間，病院で食事・運動療法の指導を受けたが，改善がみられないのでメトホルミン錠250mgを1日3錠で治療開始。それでも改善がないため，前回からSU薬が処方追加となった。

甘いものに目がなく，家族に隠れて食べている。ご飯は我慢しているが，時々どか食いをしている。また，通販で定期的に糖尿病のサプリメントを買って飲んでいる。

主訴：なし

現病歴：糖尿病

既往歴（合併症を含む既往歴に関する情報）：なし

家族歴：あり

生活歴：喫煙なし，飲酒　機会飲酒，車の運転なし

身体所見：身長158cm，体重65kg

検査所見：HbA1c 7.3%

副作用歴：なし

アレルギー歴：なし

他科受診：なし

併用薬：なし

サプリメント・健康食品：あり

服薬状況（含残薬状況）：メトホルミン錠250mg　5錠

患者・家族等の相談事項：なし

患者の服薬中の体調の変化：あり

副作用が疑われる症状の有無：あり

飲食物（医薬品に影響するもの）摂取状況等：なし

ジェネリック医薬品の使用に関する患者の意向：あり

処方内容

・メトホルミン錠250mg　1回1錠　1日3回　朝昼夕食後　14日分
・グリメピリド錠1mg　1回1錠　1日1回　朝食後　14日分

S）・先生は仕方がないから飲み薬を増やしましょうって。私だって，薬は飲みたくないわ
　　・副作用だって怖い。運動不足だってわかっているけど，得意でないし暇がない
　　・でも，若い頃より体重が10kg以上も増えているのは気になって。ダイエットもやってみたけど，意志が弱いのよね。何をしても続かなかった
　　・母親も糖尿病だったのよ。体質って遺伝するのよね。親がインスリンを打っているのを見ていたの。薬って怖いのよね
　　・サプリメントなら安心だから，欠かさず飲んでいる。仕事が忙しいと時々薬を飲むのを忘れるのよ
　　・そういえば先日仕事で昼食が遅くなったとき，さわっとする寒気があったわ
O）・検査値：HbA1c 7.3%，血圧121/69mmHg
A）・服薬に対して抵抗感がある
　　・「食後の過血糖が気になる人に」のテレビコマーシャルにつられ，サプリメントを欠かさず飲んでいる。サプリメントなら安心との考えあり

- メトホルミンは，単剤では肥満糖尿病患者に対する大血管症発症の抑制効果が認められている。一方，SU薬との併用では大血管症発症の抑制効果が認められていないことから，SU薬の併用は短期的なものと考えられる

EP）
- 今回のSU薬追加は，体重減少と早期の血糖コントロールを目的に行われていることを患者に説明する
- ただし，メトホルミン単剤ではほとんど起こらなかった低血糖の副作用が，SU薬との併用をすると，ほかの薬剤併用に比べ4～5倍起こりやすくなるため，低血糖対策を再度指導する必要がある

OP）
- 電話などにより定期的な服薬状況や低血糖の有無の確認を行う。服薬情報提供書などで主治医に服薬状況などを報告する

CP）
- 低血糖が頻回な場合は，SU薬を他剤（DPP-4阻害薬など）へ変更することを提案する

アセスメントのポイント

『糖尿病診療ガイドライン2016』によると，インスリン非依存性状態の糖尿病患者で十分な食事療法，運動療法を2～3カ月行っても良好な血糖コントロールが得られない場合，経口血糖降下薬が適応となりうる[7]。

血糖コントロールは可能な限り正常に近づけるべきであり，治療開始後早期に良好な血糖コントロールを達成しその状態を維持することができれば，長期予後の改善が期待できる。

①「薬は飲みたくない」への対応

医療従事者は，患者の「糖尿病にかかってしまった。ぜいたく病だ。ご飯も食べられなくなる」というような糖尿病に対する否定的感情をとりあげがちである。しかし，患者の多くは糖尿病という病名だけでなく「薬を飲むこと（薬物治療）」が日常生活を妨げると考えている。事前に副作用や対処法の説明，服薬状況把握など，服薬支援での薬局薬剤師の役割は大きい。

②低血糖への対応

低血糖などの副作用情報は，特に女性は過度の不安を持つ場合もある。HbA1cの低下に沿って低血糖が起きやすくなるため，注意深く指導していく必要がある。患者には，かかりつけの薬剤師をもっていれば，不安時には電話相談などが随時可能であることを伝える。

③肥満への対応

標準体重（kg）＝22×身長（m）×身長（m）

上記の式より計算すると，この患者の標準体重は54.9kgとなり，10kg以上の減量が目標となる。近年の薬局では，体重計の提供だけでなく，栄養士による栄養相談などを行うことができる薬局も増えている。

④サプリメント

薬局は薬品のみでなくサプリメントなどの提供も可能であり，本人の希望があれば内服薬の相互作用などを検討した適切なサプリメントの提案なども可能となる。

(6) 数年治療しているがHbA1cが改善しない事例

症例

48歳　男性

　糖尿病と高血圧で10年近く近医に通っているが，常にコントロール不良。いつも明るく，「今回もだめでした」といって来局している。

> 主訴：なし
> 現病歴：糖尿病，高血圧
> 既往歴（合併症を含む既往歴に関する情報）：なし
> 家族歴：なし
> 生活歴：喫煙・飲酒あり。車の運転あり。仕事は営業，外回りで外食も多く食事時間も
> 　　　　不規則。家族は妻と子ども2人（15歳，10歳）
> 身体所見：身長175cm，体重90kg
> 検査所見：HbA1c 9.8%，血圧152/95mmHg
> 副作用歴：なし
> アレルギー歴：なし
> 他科受診：なし
> 併用薬：なし
> サプリメント・健康食品：なし
> 服薬状況（含残薬状況）：残薬あり
> 患者・家族等の相談事項：薬代も高く，これから子どもの進学を控え金銭面での心配あり
> 患者の服薬中の体調の変化：なし
> 副作用が疑われる症状の有無，飲食物（医薬品に影響するもの）摂取状況等：なし
> ジェネリック医薬品の使用に関する患者の意向：あり

処方内容

・インスリンデグルデク　フレックスタッチ　24単位　1日1回　朝食後　3本
・ピオグリタゾン錠30mg　1回1錠　1日1回　朝食後　30日分
・メトホルミン錠500mg　1回1錠　1日3回　毎食後　30日分
・バルサルタン錠40mg　1回1錠　1日1回　朝食後　30日分

S）・今回もだめでしたね
　　・仕事でご飯を食べられないときもあるから，血糖はちょっと高めがいいかも
　　・薬？　朝は忙しくてね
　　・インスリン？　だから，朝は忙しいんだよ。毎日は無理だな
O）・検査値：HbA1c 9.8%，血圧152/95mmHg
A）・残薬も多く，インスリンも打てていない。残薬持参を促すが，自宅から持って来ないため
　　　数量は不明

・朝の服薬，注射が治療の中心となっているが，遠距離通勤のため早朝に家を出ていく生活。生活状況に治療時間がマッチしていない
・会社でインスリン注射は無理とのことで，寝る前なら可能とのこと
・昼食をとれないこともあり，昼のメトホルミンはほとんど飲めていない
EP ・朝食後の内服薬は，会社に到着後でも可能なことを説明
CP ・医師に現在の服薬状況を服薬情報提供書で報告し，インスリン注射は基礎インスリンのため時間の変更可能
・服薬タイミングの変更（インスリン注射を寝る前に変更，メトホルミン錠500mg 3錠を250mg 6錠に変更し，朝夕3錠ずつで服薬）を提案

薬局での指導

『糖尿病診療ガイドライン2016』によると，患者の自己管理教育（Diabetes Self-management Education：DSME）と自己管理療養支援（Diabetes Self-management Support：DSMS）は糖尿病セルフケアに必要な実践的知識や技能の習得のために生涯継続して行われる作業である[8]と記載されている。患者の行動は患者自身のニーズや目標と実生活の体験に基づき行われる。そのため，患者との共同作業による意思決定を根気強く継続的に行っていく必要がある。薬局は医院・病院と違い，日常的に訪れることが可能な場所であるため，長い時間継続的に患者と関わりあえる場所ということになる。

アセスメントのポイント

①生活改善へのアプローチ

糖尿病患者の服薬は，その生活・仕事とも密接に関係するため，家庭環境や生活時間，仕事などの情報の聞き取りが必要である。特に外食による塩分の過剰摂取や過剰なカロリー摂取は，食事コントロールを悪化させるもととなる場合も多い。薬局ではその住居環境，職場までの距離などの生活情報を把握し，服薬アドヒアランス低下の原因追求などを行う。生活にあった服薬タイミングの調整は，薬局薬剤師の大きな仕事の1つである。

②食事改善指導

『糖尿病診療ガイドライン2016』では，「慢性疾患である糖尿病において，合併症の発症・増悪を防ぐには，継続的治療は必須であり，チーム医療による糖尿病教育は糖尿病治療の根幹を成すものである」[9]としている。

薬局における食事改善指導は薬剤師や管理栄養士によって可能であり，食事の改善により血糖値が低下すれば減薬へとつながる。

③服薬アドヒアランスの改善

糖尿病や血圧の薬は1日1回のタイプが多い。服薬アドヒアランスが悪く，血圧も血糖もコントロールされていない事例では，飲みやすい時間帯などへの変更や一包化などが有効である。一包化は高齢者の服薬管理として勧められているが，若い患者でも服薬に時間がかからなくなることから，飲み忘れが少なくなる事例もある。

④インスリン自己注射

インスリン注射は，注射に対する抵抗感から自宅以外での注射が困難と考える患者も多く，

注射のタイミングは患者にとって大きな問題となる。インスリン製剤は効果が発現するまでの時間や持続時間が異なるため，注射のタイミングが重要となる。指示されたタイミングで実施できない場合のタイミングの変更，製剤の変更は，薬学的な専門知識が発揮されるところである。

⑤ジェネリック医薬品への切り替え

育児世代の患者では，子どもの教育費など将来の経済的な不安を持っている場合も多い。また，糖尿病は患者数が多く予後も長く，合併症も多いため，総医療費が高額になることで有名な疾患である。

薬局では後発医薬品への切り替えを積極的に進めており，経済的な問題に対して患者を援助したり，国の医療費削減で大きな役割を担っている。

すでに内服薬ではジェネリック医薬品が多く発売されている。加えて，インスリン製剤は同質性・同等性を有するバイオシミラー製剤が発売され始めている。

(7) ジェネリック医薬品と先発医薬品が重複し，残薬が問題となった事例

症例

78歳　男性

糖尿病歴30年以上。糖尿病のほか，腎臓内科，循環器科，泌尿器科，眼科に通院中。重症低血糖で入院し，退院後血糖コントロール，腎不全の進行防止，在宅での服薬管理が問題となった。

主訴：重症低血糖（41mg/dL）から高血糖（509mg/dL）と血糖変動が激しく，腎不全のむくみ

現病歴：高血圧，糖尿病腎症あり，重症低血糖（41mg/dL）にて入院。グルカゴンによる低血糖教育を受け，アマリール（1mg）1日3錠の服用を中止，インスリンをインスリングラルギンへの変更などにより処方変更され，退院。その後外来通院となるが，他科受診および処方変更による多数の残薬があり，服薬管理必要ありとされた。薬局での在宅訪問による服薬支援を受けることとなった

既往歴（合併症を含む既往歴に関する情報）：退院時カンファレンスおよび糖尿病連携手帳より

糖尿病腎症（腎不全期），糖尿病網膜症（＋），神経障害（＋），足潰瘍・壊疽（－），脳血管障害（＋），脂質異常症，高血圧症，前立腺肥大症，白内障

家族歴：母親が糖尿病

生活歴：喫煙歴あり，現在禁煙。飲酒なし

身体所見：身長168cm，体重58kg

検査所見：HbA1c入院時10.2%→退院時8.9%，血糖コントロール不安定（41～509mg/dL），SCr 6.62mg/dL，BUN 85mg/dL，K 4.3mEq

副作用歴：重症低血糖

アレルギー歴：なし

他科受診：糖尿病代謝内科のほか，腎臓内科，循環器科，泌尿器科，眼科

併用薬：アスピリン錠　1錠　朝食後
　　　　　　アゼルニジピン錠16mg　1錠　朝食後
　　　　　　フロセミド錠40mg　2錠　朝昼食後
　　　　　　カルベジロール錠2.5mg　1錠　朝食後
　　　　　　ニフェジピンCR錠40mg　1錠　朝食後
　　　　　　アーガメイトゼリー　1日3個　毎食後服用
　サプリメント・健康食品：なし
　服薬状況（残薬状況含む）：不良。アマリール（3mg錠と1mg錠）とグリメピリド（1mg錠）
　　　　　　など残薬多数，先発医薬品とジェネリック医薬品も混在，服薬中止薬あり
　患者・家族等の相談事項：残薬と他科受診薬，その都度，別々の薬局で調剤してもらっ
　　　　　　た薬，中止になった薬の整理
　患者の服薬中の体調の変化：入院前低血糖あり，腎不全によるむくみ
　副作用が疑われる症状の有無：食前の低血糖あり
　飲食物（医薬品に影響するもの）摂取状況等：なし
　ジェネリック医薬品の使用に関する患者の意向：あり

処方内容（糖尿病代謝内科）
・インスリングラルギンXR　16単位　朝食前
・グリメピリド1mg　2錠　朝食後

S）・今まではかかりつけ薬局を決めずに，病院ごとに別々の薬局で調剤してもらっていたが，
　　ジェネリック医薬品に変更になったり，ほかの科の受診日が違うので，どれが同じ薬かわ
　　からなくなった
　・ほかの薬局でもらった血糖降下薬を重ねて飲んでしまい，低血糖になったみたい
　・低血糖で救急搬送され，入院後に変更・中止になった薬もある
　・退院後はかかりつけ薬剤師にすべての薬をまとめて管理してもらいたい
　・血糖値も高い状態はあるが，低血糖も心配だし，カリウムも高く透析になるのを少しでも
　　遅らせたい
O）自宅にある残薬
　・アマリール錠3mg　36錠
　・アマリール錠1mg　84錠
　・グリメピリドOD錠1mg　63錠
　・バイアスピリン　94錠
　・アスピリン腸溶錠　76錠
　・カルブロック錠16mg　73錠
　・アゼルニジピン錠　61錠
A）・残薬多数，アドヒアランス不良
　・先発医薬品とジェネリック医薬品，中止薬の識別ができず自己管理困難
　・他科受診で受診間隔にずれがあり，自宅にある多数の残薬は，今までかかりつけ薬局を持

たずに別々の薬局で調剤を受けていたため，入院中の中止薬も薬袋に混在している
・重症低血糖で入院となった原因も，SU薬の先発医薬品とジェネリック医薬品を識別できず，間違えて服用していた可能性が考えられる
CP)・他科受診薬のすべてを一元管理する
・重複薬やジェネリック医薬品，中止薬，残薬を整理し，医師に服薬状況を報告したうえで，一包化調剤を行う
EP)・飲み間違いや重複のないよう薬カレンダーを使って整理し，在宅訪問指導を行う
OP)・変更後の服薬状況，血糖変化を継続的にモニタリング（服薬管理が急激に改善することで，薬が効き過ぎていないかなど）
CP)・医療機関と連携を図って服薬支援を行う

アセスメントのポイント

　糖尿病代謝内科のほか，他科の薬を受診のたびにそれぞれ別の薬局で調剤を受け，薬剤師から併用薬，重複，相互作用，残薬，服薬状況のチェックなどの服薬支援を受けずに調剤薬のみを受け取っていた。今回の重症低血糖も，ハイリスク薬のSU薬と同成分の残薬との重複に気づかず，服用してしまったことが原因と考えられる。このため，残薬・併用薬を含めた一元管理が必要だと考えられる。

薬局での服薬指導アプローチ

　本症例では，薬局薬剤師が退院前カンファレンスに参加し，医療機関の医師，看護師，病棟担当薬剤師，薬局勤務の管理栄養士，ケアマネジャー，ヘルパーなどの介護関係者らと情報共有を行い，退院後に自宅にあるすべての薬の一元管理を行った。

　在宅訪問の際に残薬を確認したところ，先発医薬品とジェネリック医薬品，中止になった3mgのSU薬など併用薬を含めて，多数の残薬・薬袋内での混在，重複に気づいた。薬の一元管理と残薬の整理活用，重複薬の整理・削減を図ったことで，飲み忘れ，残薬，飲み間違いもなくなり，服薬アドヒアランスが大きく改善した。訪問時には服薬状況とともに血圧・血糖モニタリングなどを行い，医療機関側にフィードバックし，管理栄養士の訪問栄養指導も合わせて地域で連携を図って服薬支援を行った。その結果，低血糖を起こすことなく高血糖も減り血糖コントロールが改善し，インスリンとSU薬の減量など処方の見直しが図られた（図3)[3]。透析直前で退院した後も病態が安定し，家族と犬に囲まれ，自宅での楽しい療養生活を過ごせている。

　糖尿病は合併症の関係からも，他科受診，併用薬多数となり，残薬，アドヒアランス不良の問題が起きやすい。単なる残薬の日数調整のみでは原因は解決されず，残薬を間違えて服用すると，本症例のような重症低血糖にもなりかねない。薬物療法を個別最適化することを目的として，糖尿病患者の残薬原因について，理由を考え，患者の療養生活に寄り添った残薬解消の服薬管理支援を行うことが重要である。

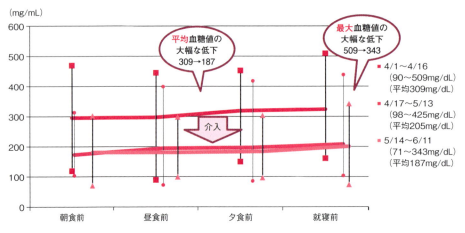

図3　在宅での血糖コントロール

(8) 薬局における1型糖尿病患者への療養指導事例

症例

68歳　男性

　59歳のときに1型糖尿病を発症した。大学病院を受診していたが、定年退職を契機に自宅近くの糖尿病専門医のいる医院に転院してきてからの療養指導となる。ゴルフが趣味で毎年海外にもゴルフをしに出かけている。重症低血糖を起こしたことはないが、ゴルフの練習をするとたびたび低血糖を起こしている。

現病歴：1型糖尿病，高LDLコレステロール血症，甲状腺機能低下症
既往歴（合併症を含む既往歴に関する情報）：なし
家族歴：父が脂質異常症
身体所見：身長169.4cm，体重58.2kg
検査所見：HbA1c 7.2%，BP108/71
アレルギー歴：なし
他科受診：眼科
併用薬：なし
副作用が疑われる症状の有無：低血糖症状あり，無自覚性低血糖はなし
ジェネリック医薬品の使用に関する患者の意向：先発医薬品希望

処方内容

・インスリンデグルデク注 フレックスタッチ　1本
・インスリンインアスパルト注 フレックスペン　1本
・ペンニードルプラス32G 4mm　70本

・アトルバスタチンカルシウム5mg　1錠　夕食後
・レボチロキシンナトリウム錠50μg　1錠　朝食後

S）・ゴルフ場に行ってまわっているとふらーっとしたりする。暑さのせいかもしれないけどね
　　・暑いときにゴルフをする場合，インスリンの保管ってどうすればいい？
　　・注射を忘れることはないね。命を守らないといけないね
　　・低血糖のときはブドウ糖を摂取しているよ
O）・残薬確認：内服薬は約10日間，注射は各1本ずつ新品がある
　　・ゴルフに行くときは血糖自己測定器を持ち歩いている
　　・インスリンは予備を含めてカートの袋に入れている
A）・ゴルフラウンド中における低血糖発症の様子あり
CP）・ゴルフ中などでも，時々測定することで血糖値の変動推移がみえてくるので，血糖測定することを勧めた
A）・運動後の数日間は糖質/インスリン比とインスリン効果値が上がるため，低血糖対応の準備をすることがよさそう
EP）・ゴルフ場などでインスリンの保管状況について確認。炎天下に持ち歩く場合は必ず肌身離さず手放さないこと，保冷バッグや水筒などを用いるよう指導
　　・注射の打ち忘れについては，特に1型糖尿病の場合は，注射をせずに食事をしたり基礎インスリンの注射をしないと高血糖になること，打ち忘れに気がついた場合はあとからでも注射を打つように伝えた
　　・必要なインスリン量は食べたものと現在の血糖値を見て判断すること，もし判断ができなければ直ちに受診すること，対処方法を一度医師に確認しておくことを伝えた
A）・特に運動時の低血糖対策としてブドウ糖だけでの対応は不安
EP）・血糖値が再度下がることが予想できるため，ブドウ糖を摂取し血糖を確実に上げてから再度下がらないようにビスケットなどを摂取するとよいと説明
　　・ゴルフプレー中およびその後数日の血糖値・低血糖の確認。運動時の低血糖対応は，砂糖やブドウ糖などの単純糖質で一時対応する。改善後にビスケットなどの複合糖質を摂取することを説明
　　・ゴルフ場など高温になる場所でのインスリンの保管状況の確認を行い，具体的な保存方法を提案する
　　・打ち忘れた際の対処方法については，基礎インスリンは決して中止しないこと，忘れてしまった場合は直ちに打つこと，追加インスリンは気がついた時点で血糖と食事内容，時間経過に合わせて注射することを説明

アセスメントのポイント

1. 低血糖症状の確認

　低血糖は薬物療法中の患者にみられる急性合併症である。低血糖症状は，患者の置かれている状態によって出てくる症状も異なってくる。低血糖を起こしやすい状態として，①食事量の不足，②アルコールの多飲，③運動の過剰，④インスリンの過量投与，⑤インスリン抵抗性

の改善などがあり，本症例では①，③，④，⑤が関係している．③についてはゴルフをやめさせようとはせず，①と④で調節していく必要がある．運動後は⑤についても考察し低血糖を防ぐようにしたい．

まず，ゴルフをする前に血糖値を測定し，低めならばあらかじめ補食をしてからプレーをすることを伝える．インスリン量は残存インスリンも含めてトータルとしてどのくらい必要になるか考えることが重要である．また，運動後の夜は低血糖を起こす可能性があるので，多めの炭水化物を摂取することが低血糖予防になる．具体的にどのくらい食べてよいかなどは医師に相談しておいてもらうとよい．

低血糖の対応として以前からブドウ糖が推奨されてきた．しかし，特に運動時や運動後はブドウ糖だけでは再度低下するおそれがある．固形物もあわせてとると，再度低下することが減ると考えられる．油分が多い固形物を先にとると，低血糖の改善に時間を要することがある．

2. 糖質/インスリン比とインスリン効果値

糖質/インスリン比とインスリン効果値は運動やストレスなどで変動する．運動することによって必要となるインスリンが減り，逆にストレス時はインスリン必要量が増す．

3. インスリン注射の保管

インスリンは蛋白質であり，熱を加えることで変性するので温度管理は重要である．保冷バッグと保冷剤を活用すると数時間は持つ．保冷バッグや保冷剤の大きさなどで許容時間は変わるのでペンに直接触れないように保冷剤をタオルでくるんでおくとよい．患者の中には保冷バッグの代わりに水筒を用いる人もいる．

4. インスリン注射のコンプライアンス

強化インスリン療法を必要とする患者にとって，注射の打ち忘れは生命の危険を伴うことになる．注射を忘れない工夫と患者自身が注射することを面倒と思わないようにすることが大切である．例えばお腹の調子が悪くて食べられるかわからないといった場合，超速効型インスリンは食直後に必要量打てばよいなど話をすると負担感も少し和らぐのではないかと思われる．

(9) 副作用による高血糖がみられた事例

症例

72歳　男性

糖尿病歴15年．蕁麻疹が出たため皮膚科受診．内服薬処方あり．内科を定期受診し，血糖値の上昇を指摘された．

主訴：血糖値の上昇

現病歴：糖尿病，蕁麻疹

既往歴（合併症を含む既往歴に関する情報）：なし

家族歴：両親とも糖尿病

生活歴：喫煙なし，飲酒なし

身体所見：身長165cm，体重56kg

検査所見：HbA1c：前回 6.8%→今回7.5%，食後2時間血糖値：前回140mg/dL→今回200mg/dL

副作用歴：なし
　　アレルギー歴：なし
　　他科受診：皮膚科
　　併用薬：プレドニゾロン錠5mg　2錠　朝夕食後
　　　　　　オロパタジン錠5mg　2錠　朝食後・就寝前
　　サプリメント・健康食品：なし
　　服薬状況(含残薬状況)：良好
　　患者・家族等の相談事項：なし
　　患者の服薬中の体調の変化：なし
　　副作用が疑われる症状の有無：食前の低血糖あり
　　飲食物(医薬品に影響するもの)摂取状況など：なし
　　ジェネリック医薬品の使用に関する患者の意向：あり

処方内容(内科処方)
・グリメピリド1mg　2錠　朝食後　30日分

S)・「最近の血糖値はずっとよかったのに，今回は高いな」と医師に言われた
　・前回までは低血糖も時々あったので，主治医と薬を減らそうかと話していた
　・最近ご飯がおいしくなった感じがするから，気をつけているのになあ
　・1カ月前に蕁麻疹が全身に出てひどかったよ。近くの皮膚科に行ったら，最初はアレルギーの薬を出してくれたけど，かえってひどくなった。
　・3日後に受診して1日2回の薬が2種類に増え，よくなってきたからって"プレ何とか"という薬を朝だけにしてくれたけど，またひどくなって「まだ薬は減らせない」と言われ，結局朝夕で飲んでいる
O)お薬手帳より皮膚科処方
　・プレドニゾロン錠5mg　2錠　朝夕食後
　・オロパタジン錠5mg　2錠　朝食後・就寝前
　・HbA1c：前回6.8%→今回7.5%
　・食後2時間血糖値：前回140mg/dL→今回200mg/dL
A)・ステロイド薬の副作用として血糖が上昇している可能性あり
EP)・ステロイド薬内服中はやむを得ないことを説明し，ステロイド薬の作用で食欲増進もみられるため食事量に気をつけるよう指導する
OP)・皮膚科ステロイド内服薬の継続確認。血糖上昇を確認する

アセスメントのポイント
①糖尿病薬の相互作用
　糖尿病薬の相互作用は，CYPなどの薬の代謝に関する薬物動態のほかに，併用薬の副作用で血糖の上昇や低下を起こす薬力学的な相互作用に注意が必要である。近年処方が増えている非定型抗精神薬には血糖上昇の副作用があり，オランザピン，クエチアピンフマル酸塩などは

糖尿病患者には禁忌となっている。また，このように禁忌薬になっていなくても，ステロイド薬のように肝臓での糖新生を促進するとともに，インスリンに対する感受性を低下させ，末梢組織での糖利用を抑制するため，結果的に高血糖を来し糖尿病を悪化させる薬剤もある。また，トリクロルメチアジドなどのチアジド系利尿薬はインスリン分泌を低下させ血糖を上昇させる。ほかに，ジソピラミドなどの抗不整脈薬や降圧薬の一部には血糖を下げる薬剤もある。この視点からも，糖尿病患者には複数の医療機関を受診して処方箋が発行された際には，1つの薬局に処方箋を持参し，相互作用のチェックをしてもらうことが勧められる。

②相互作用とお薬手帳

相互作用の確認は薬剤師の専門分野である。その確認には，もとになる確実な薬剤情報が必要となる。その情報源は多くの場合，お薬手帳である。医療現場において，患者の使用薬剤情報は院外処方箋の発行とお薬手帳の普及により共有され，相互作用の確認も容易となった。一方，情報の一本化においては，お薬手帳の持参率や複数冊所有などの問題がある。そこで最も確実な方法は，かかりつけ薬剤師・薬局を持つことである。患者が複数の科に受診した場合でも，かかりつけ薬局に処方箋を持参すれば，薬剤情報履歴を含めてチェックできる。

薬局での相互作用チェックはレセプトコンピュータ（レセコン），電子薬歴などのITによるチェックも増えてきており，そのチェック内容を薬剤師が判断しなければならない。相互作用が確認された段階で，薬剤師はその作用機序から医師に代替薬の提案をする必要が出てくる。薬剤に関する情報は日進月歩であり，最新情報などの情報収集能力が問われている。

③副作用に関する情報提供

副作用に関して，患者は診察時に医師より説明されたり，薬局より渡された薬剤情報提供書で確認する。薬剤情報提供書はレセコンのシステムに文章が組み込まれ，定期的に更新されている場合が多いが，薬剤師はこの文章を随時確認し管理していく必要がある。薬剤情報提供書は紙媒体の指導書であり，同時に薬剤師により口頭で説明され，副作用に対する不安などへの対応もなされる。また，薬剤師は調剤のたびに副作用の発現について注意し，薬歴に記録している。薬歴は薬に関する個人ごとのアレルギー歴・副作用歴などを管理するためのツールとして薬局に保管されている。患者から聞き出された薬剤アレルギー歴・副作用歴は，お薬手帳に記載して情報の共有化を行い，副作用の再発防止に役立っている。

(10) 腎機能低下により副作用が発現した事例

症例

82歳　女性

糖尿病歴30年。市の検診で高血糖を指摘されていたが受診せず，家の近くに内科が開業したため受診していた。近医にかかっていたが足のむくみがあり，血液検査の結果，腎機能が低下したため専門医に紹介となった。

> 主訴：足のむくみ
> 現病歴：糖尿病，糖尿病性腎症，糖尿病性網膜症
> 既往歴（合併症を含む既往歴に関する情報）：なし
> 家族歴：両親および姉も糖尿病

生活歴：夏は農作業で畑に行っているが，冬は家で友人とお茶飲み
身体所見：身長145cm，体重40kg
検査所見：HbA1c 7.5%，血清クレアチニン 1.5mg/dL，血圧140/90mmHg
副作用歴：なし
アレルギー歴：なし
他科受診：眼科受診あり，投薬なし
併用薬：なし
サプリメント・健康食品：なし
服薬状況（含残薬状況）：良好
患者・家族等の相談事項：最近足がむくんで歩きにくい，何でも自分で決めてしまう
患者の服薬中の体調の変化：なし
副作用が疑われる症状の有無：グリメピリド増量時，ふらつきなどの低血糖症状あり
飲食物（医薬品に影響するもの）摂取状況など：最近食欲がない
ジェネリック医薬品の使用に関する患者の意向：あり

処方内容
- ボグリボース錠OD0.2mg　1回1錠　1日3回　毎食直前
- ビルダグリプチン錠50mg　1回1錠　1日1回　朝食後
- エナラプリルマレイン酸塩錠5mg　1回1錠　1日1回　朝食後
- アムロジピン錠2.5mg　1回1錠　1日1回　朝食後

S）・足がむくんでひどかった。畑にも行かずずっと家にいたら，ご飯を食べたくなくなった
　　・いつもかかっていた近所の先生が，専門の先生のところに行けっていうから来てみた
　　・腎臓が悪くなっているといわれた
　　・薬が変わるっていわれた。なぜ今までの薬ではだめなんだ
O）お薬手帳より以前の処方を確認
　　・グリメピリド錠3mg　1錠　朝食後
　　・メトホルミン錠250mg　3錠　毎食後
　　・ピオグリタゾン錠15mg　1錠　朝食後
　　・エナラプリルマレイン酸塩錠5mg　1錠　朝食後
A）・腎機能低下あり
　　・Ccr値：Ccr (mL/min) = 18.26
　　・eGFR (mL/min/1.73m^2) = 26.0
　　・腎機能は高度低下と推定
　　・メトホルミンとピオグリタゾンは，添付文書で腎機能低下の場合には禁忌とされている
　　・ビルダグリプチンは腎機能が悪い場合の用量でOK
EP）・自宅で血圧を測っておらず，家庭血圧測定を勧める
OP）・HbA1c値の経過，ボグリボースの副作用確認をすること
　　・現在食欲がないとの訴えあり。食事がとれているか確認すること

表3　腎機能の分類

GFR区分 (mL/min/1.73m²)	分類	eGFR
G1	正常または高値	≧90
G2	正常または軽度低下	60〜89
G3a	軽度〜中等度低下	45〜59
G3b	中等度〜高度低下	30〜44
G4	高度低下	15〜29
G5	末期腎不全	<15

(日本腎臓学会　編：CKD診療ガイド2012，p.3，東京医学社，2012をもとに作成)

・降圧剤が1種追加となっており，家庭血圧測定を確認すること

アセスメントのポイント

①薬剤選択

　糖尿病患者では血糖値のみが注目されるが，軽症例でも腎機能低下のリスクが高い患者は多い。腎機能低下がある場合は薬剤により減量が必要となってくるが，基本的に腎機能低下患者に禁忌の薬剤も多い。糖尿病患者では末期で腎機能低下となり透析に移行するとの認識だけでなく，治療開始時から腎機能に配慮した薬剤選択が必要となる。

　腎機能に関しては，患者より生化学的検査データを見せてもらい，血清クレアチニンを把握し，クレアチニンクリアランス(Ccr)やeGFRを計算し，処方監査に役立てるよう準備しておく。腎機能の分類に関しては表3に示す。

②血圧測定

　『高血圧治療ガイドライン2014』では糖尿病に合併した高血圧では「降圧目標を130/80mmHg未満に管理する」としているが，「高齢者においては原則，高齢者における降圧目標(65-74歳では140/90mmHg未満，75歳以上では150/90mmHg未満)を目指し，忍容性があれば慎重に130/80mmHg未満を目指す」としている[10]。

　在宅における血圧測定には血圧計が必要となる。薬局では血圧計などの管理医療機器の販売も行っており，その販売記録を保管，管理する努力義務がある。薬局では，機器の販売，薬の調剤のみでなく，高齢者で過度の血圧低下が心配される場合などは，随時患者宅への電話確認などを行う。

③減塩指導

　糖尿病と腎不全の合併症がある患者では，カロリー制限以外に塩分の制限が必要である。食事に介入することは，糖尿病，腎不全の生活指導の基本となる。

(11) 検査時における食事摂取の有無や造影剤の使用に関して注意する事例

症例

76歳　男性

　糖尿病，高血圧で近医に通っており，腰椎椎間板ヘルニアにて整形外科にも通院中。服薬指導のなかで，手術に向けて検査の予定があることが確認できた。

主訴：腰痛
現病歴：糖尿病，高血圧，腰椎椎間板ヘルニア
既往歴（合併症を含む既往歴に関する情報）：白内障手術（5年前）
家族歴：不明
生活歴：喫煙なし，飲酒あり，機会飲酒，車の運転あり
身体所見：身長164cm，体重67kg
検査所見：HbA1c 7.2%
副作用歴：なし
アレルギー歴：なし
他科受診：整形外科
併用薬：ロキソプロフェン，リマプロストアルファデクス
サプリメント・健康食品：なし
服薬状況（含残薬状況）：一包化にて自己管理，問題なし
患者・家族等の相談事項：なし
患者の服薬中の体調の変化：なし
副作用が疑われる症状の有無：なし
飲食物（医薬品に影響するもの）摂取状況等：なし
ジェネリック医薬品の使用に関する患者の意向：あり

処方内容

・グリメピリド1mg　1錠　朝
・シタグリプチン50mg　1錠　朝
・メトホルミン250mg　3錠　毎食後
・バルサルタン40mg　1錠　朝

S）・腰痛がひどい。来週，整形外科を受診して，結果次第では手術をするかもしれない
　　・検査当日の朝食はだめだが，血圧の薬などは飲んでもいいときいている
O）・検査にあたり，当日朝は絶食であるため，グリメピリドは中止とのメモあり
　　・HbA1c 7.2%
A）・検査の内容は患者メモからCT検査かと思われるが，造影剤の使用までは不明
　　・念のために造影剤使用の有無に関して疑義照会が必要
CP）・疑義照会：造影剤使用時にはメトホルミンの中止が必須である点を説明し，造影剤の使用有無の確認
　　・当日，造影剤の使用予定はないとのことを確認
EP）・絶食のため，当日朝のグリメピリドとメトホルミンの服薬はしないように指導
OP）・整形外科での検査結果および低血糖などの発症に関して確認

アセスメントのポイント

　検査当日などは食事を抜くことが多く，誤って糖尿病薬を服用すると低血糖の危険が増加す

る。検査日について医師からの詳しい説明の確認と把握，アセスメントが必要である。

　低血糖以外にも，メトホルミンの添付文書には「ヨード造影剤を用いて検査を行う患者においては，本剤の併用により乳酸アシドーシスを起こすことがあるので，検査前は本剤の投与を一時的に中止すること（ただし，緊急に検査を行う必要がある場合を除く）。ヨード造影剤投与後48時間は本剤の投与を再開しないこと。なお，投与再開時には，患者の状態に注意すること。」と記載されており，事前の中止が求められる。

(12) 食事療法の理解不足のため医療機関に栄養指導を依頼した事例

症例
68歳　女性

　糖尿病歴10年，心疾患あり。現在は会社を退職した夫と2人暮らし。夫が定年となり，自宅での夫と過ごす時間が増え生活が変化した。この頃から血糖コントロールが悪化。食事療法への意識はあるようだが，午前，午後の間食などは別との考えが改められず，食事を減らした分，間食が増えている様子。体重が3年で5kg増加。

```
主訴：なし
現病歴：糖尿病，慢性心不全，高脂血症
既往歴（合併症を含む既往歴に関する情報）：心筋梗塞で入院既往あり
家族歴：不明
生活歴：喫煙なし，飲酒　機会飲酒，車の運転なし
身体所見：身長145cm，体重57kg
検査所見：HbA1c 8.4%
副作用歴：なし
アレルギー歴：なし
他科受診：なし
併用薬：なし
サプリメント・健康食品：なし
服薬状況（含残薬状況）：良好
患者・家族等の相談事項：なし
患者の服薬中の体調の変化：なし
副作用が疑われる症状の有無：なし
飲食物（医薬品に影響するもの）摂取状況等：間食が多い
ジェネリック医薬品の使用に関する患者の意向：なし
```

処方内容
・メトホルミン250mg　1回1錠　1日3回　毎食後
・アスピリン腸溶錠100mg　1回1錠　1日1回　朝食後
・アトルバスタチン10mg　1回1錠　1日1回　夕食後
・インスリングラルギン　夜10単位

・インスリンリスプロ注　食前（朝6　昼6　夕6）

S）・先生は「あまり食べ過ぎるな」というが，決して食べ過ぎてなんかいないわよ。これ以上減らしたら死んでしまう。薬を飲むためには食事はしないといけないでしょ
　・運動の後はお腹が空くから，アイスクリームを夫と食べることが楽しみ
O）・検査値：HbA1c 8.4%，BP121/69
　・最近1年で2kgの体重増加あり
A）・本人は食事療法を頑張っているつもりのようだが，3回の食事以外のカロリー摂取が多い様子
　・本人にとって少しの間食は食事療法に含まれておらず，食べ過ぎに対する感覚の違いがある。食事療法に関して再度指導が必要と考える
EP）・炭水化物やお菓子による糖分の摂取に関して注意喚起した
　・通常の食事だけでなく，口に入れたものの記録を1週間つけてみるように提案
CP）・専門的な栄養指導を市民病院へ依頼

アセスメントのポイント

　どこの医院でも管理栄養士による専門的な食事指導ができるわけではない。薬局においても薬物療法以外にも食事・運動療法に触れることは多く，患者の病態や生活に応じた専門的な指導が必要な場合が少なくない。薬局から大学病院など専門病院に糖尿病食事指導の提案ができる仕組みに取り組んでいる地域もあり，ある地区では，薬局で患者へ食事指導の必要性を感じた場合，本人と主治医の了解を得たうえで市民病院に情報提供を行っている。その後，患者に栄養指導が実施され，指導内容や結果は，主治医はもちろん薬局にも伝えられるため，指導後のフォローはかかりつけ医・かかりつけ薬剤師が行っている。

（13）訪問管理栄養士などとの連携により血糖コントロールが改善した事例

症例
75歳　男性
　脳梗塞を発症し，自己注射が困難な高齢糖尿病の在宅事例。高齢かつ認知症の妻では服薬管理および食事を行うことが困難であったため，訪問管理栄養士とも連携して療養支援を行った。

主訴：脳梗塞による右麻痺，高血糖
現病歴：脳梗塞を発症，その後入院中に高血糖が見つかり糖尿病と診断。右麻痺による
　　　　ADL低下のためインスリン自己注射が困難。介護者の妻は認知症であり，インスリン注射の手技習得が困難で食事の管理も困難な状況
既往歴（合併症を含む既往歴に関する情報）
・退院時カンファレンスおよび糖尿病連携手帳より
　脳血管障害（脳梗塞）（＋），糖尿病腎症（第2期早期腎症），微量アルブミン尿（＋），糖尿病網膜症（＋），神経障害（＋），足潰瘍・壊疽（－），高血圧症，狭心症，大腸ポリープ
家族歴：なし

生活歴：喫煙歴あり，現在禁煙。飲酒なし
身体所見：身長165cm，体重67kg
検査所見：HbA1c 9.9%（退院時）
副作用歴：なし
アレルギー歴：なし
他科受診：循環器科，眼科
併用薬
- チクロピジン錠　2錠　朝夕食後
- アスピリン錠　1錠　朝食後
- オルメサルタンメドキソミル錠20mg　1錠　朝食後
- フロセミド錠20mg　1錠　朝食後
- カルベジロール錠2.5mg　1錠　朝食後

サプリメント・健康食品：なし
服薬状況（含残薬状況）：不良。右麻痺があるため，退院後も自己注射は困難
患者・家族等の相談事項：家に帰った後の食事と薬の注射が不安
患者の服薬中の体調の変化：麻痺があるが，特に変化なし
副作用が疑われる症状の有無：なし
飲食物（医薬品に影響するもの）摂取状況など：なし
ジェネリック医薬品の使用に関する患者の意向：あり

処方内容（糖尿病代謝内科）
- デュラグルチド0.75mg　1週間に1回　注射後

高齢患者のGLP-1受容体作動薬の自己注射と食事療法の困難さ

S）・脳梗塞で入院して，初めて糖尿病だとわかった
　　・血糖値が高いためにインスリンを勧められたが，麻痺があるため自己注射ができない
　　・妻も注射の仕方が理解できない
　　・食事療法を守るように指導されたが，妻は認知症で時々鍋を焦がすなど調理ができないので，退院後に自宅で食事療法が守れるか心配

O）・HbA1c：在宅療養4カ月後6.1%に低下，微量アルブミン尿（＋），SCr1.1mg/dL，K3.3mEq

A）・薬の自己管理能力低下および食事療法管理能力の低下：本人の自己注射困難支援，調理補助，栄養指導による栄養改善の必要性が考えられた
　　・高血糖改善と糖尿病腎症の進展防止に向けて，自宅での薬の一元管理と自宅での食事療法と栄養管理が必要と推察

CP）・退院前カンファレンスでの連携協議を踏まえて，訪問看護師が週に1回，デュラグルチドの注射を行い，血糖値，血圧などもモニタリングすることとした

EP）・薬剤師による訪問服薬指導に加えて，医師からの栄養指示（1,600kcal,塩分1日6gなど）に従って，訪問管理栄養士による家族とヘルパーへの栄養指導が行われた

OP）・食生活改善と服薬状況の改善により，血糖変化がないかを継続的にモニタリング（食事

と服薬管理が急激に改善することで,薬が効き過ぎていないかなど)
CP)・医療機関と連携を図って服薬支援を行う

アセスメントのポイント

入院中は薬学管理および食事療法の管理が可能であるが,退院後は食事療法や薬の自己管理が継続困難になることも多い。糖尿病の基本治療である食事療法を,薬物療法とともに地域で連携して在宅療養を支援する必要性があった。

薬局でのアプローチ

退院後,注射に関しては訪問看護師による週1回の注射を実施した。訪問看護師へのデュラグルチドの使用方法については,薬局薬剤師から練習用見本をもとにアドバイスを行い,薬剤師が残薬,併用薬,薬の一元管理と服薬支援を行った。

本症例では,茨城県の栄養ケア・ステーションの取り組みにより,薬局から在宅での栄養指導が必要な症例を掘り起こし,薬剤師会と栄養士会が連携,栄養士会でトレーニングを受けた管理栄養士が派遣されて,個別の栄養指導を医療機関の医師,薬局と連携して行った(図4)。

実際にヘルパーの用意した食事の内容から,カロリーや栄養の計算を行い,自宅での食生活の把握を行い,その調査結果から改善可能な減塩の工夫,まんじゅう,せんべいなど間食の取り方の改善指導がなされた。また,サルコペニア防止のために,訪問時には握力計で筋肉量をチェックし,蛋白質の摂取量などについて,栄養指導が行われた。

その後大腸ポリープが見つかり,切除のため短期入院。抗血小板薬の休薬,変更,再開のたびに訪問服薬指導を行い,他科受診・入院先と連携し,薬の管理,栄養状態の改善を図った。

こうした取り組みの結果,血糖コントロールが改善し,週1回の注射がなくなり,薬の減量,降圧薬の減量,注射薬から内服のDPP-4阻害薬リナグリプチンへの変更となるなど,減量,削除でポリファーマシーが改善された(図5)。入院中の念願だった畑仕事へも出られるように

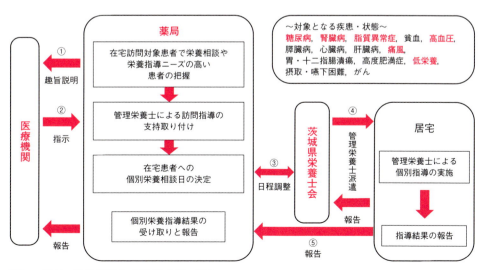

図4 個別の栄養指導と多職種連携の流れ

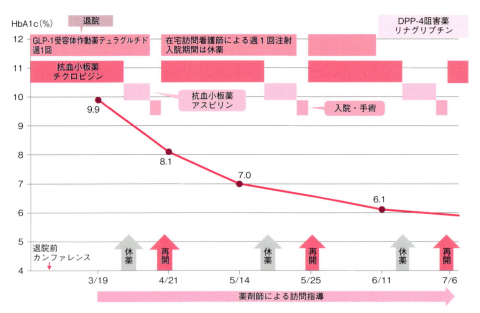

図5 薬剤師介入時の改善事例

なり，栄養改善指導も行われたことで，フレイルやサルコペニアを防止し，自宅での楽しい療養生活が過ごせている。

退院後の病態変化の把握や，顔の見える関係を構築して療養方針の見直しを図る目的で，退院後のカンファレンスも開催されており，医療機関の医師，看護師，病棟担当薬剤師，薬局薬剤師，薬局勤務の管理栄養士，ケアマネジャー，ヘルパーなどの介護関係者らと退院後の情報共有を行った。

茨城県では，栄養ケア・ステーションのモデルとして薬剤師会と栄養士会，医療機関が地域で連携を図って，糖尿病患者などへの在宅療養支援を行っている[11]。食事療法は糖尿病治療の基本であり，薬物療法と密接に関係する。老老介護や認知症，不規則な勤務との両立などで，退院後は食事療法の継続が困難な在宅事例は多い。薬局は薬と食事の管理が困難になっていないか患者に寄り添い，多職種と連携して問題解決にあたる必要がある。食事が改善されれば血糖コントロールも改善し，薬も減量でき，ポリファーマシーの解消につながる可能性が考えられる。

参考文献

1) 日本薬剤師会：後期高齢者の服薬における問題と薬剤師の在宅患者訪問薬剤管理指導ならびに居宅療養管理指導の効果に関する調査研究報告書（平成19年度老人保健事業推進費等補助金事業），2007
2) 亀井美和子 他：薬局薬剤師の残薬に対する認識と確認状況，第2回日本くすりと糖尿病学会学術集会，2013
3) 篠原久仁子 他：糖尿病外来患者の残薬要因に応じた服薬指導の介入効果の検討．くすりと糖尿病，3(2)：163-170，日本くすりと糖尿病学会，2014
4) 荒田尚子 他：妊娠を起点とした将来の女性および次世代の糖尿病発症予防のために．糖尿病と妊娠，15(1)：56-64，2015
5) 日本糖尿病学会 編著：糖尿病治療ガイド2018-2019, p.101, 2018
6) 日本腎臓学会 編：CKD診療ガイド2012, p.95, 東京医学社，2012
7) 日本糖尿病学会 編著：糖尿病診療ガイドライン2016, p83, 南江堂，2016

8）日本糖尿病学会　編著：糖尿病診療ガイドライン2016，p.148，南江堂，2016
9）日本糖尿病学会　編著：糖尿病診療ガイドライン2016，p.24，南江堂，2016
10）日本高血圧学会高血圧治療ガイドライン作成委員会　編：高血圧治療ガイドライン2014，p.76，ライフサイエンス出版，2014
11）厚生労働省：あなたの栄養と食生活のアドバイザー　管理栄養士を知っていますか？（http://www.mhlw.go.jp/iken/after-service-20180109/dl/after-service-20180109_houkoku.pdf）
12）日本薬剤師会：薬局におけるハイリスク薬の薬学的管理指導に関する業務ガイドライン第2版，2011
13）篠原久仁子：薬局でのハイリスク薬服薬管理の工夫　経口糖尿病薬を例にして．日本薬剤師会雑誌，63（1）：77-82，2011
14）秋下雅弘　監，篠原久仁子　編著：残薬対策ハンドブック　実際に残薬を減らした16のアプローチ，じほう，2017
15）髙木康　編：薬局でできるメタボ対策サポート　薬剤師が行う予防・改善支援，じほう，p.125-128，2009
16）清野裕　他　監，日本くすりと糖尿病学会　編：糖尿病の薬学管理必携　糖尿病薬物療法認定薬剤師ガイドブック，p.80-190，じほう，2017
17）金子朋香　他：薬局薬剤師による患者の残薬管理の状況．薬局薬学，8（1）：74-81，2016
18）日本糖尿病学会　編著：糖尿病治療ガイド2018-2019，文光堂，2018
19）日本糖尿病療養指導士認定機構　編著：糖尿病療養指導ガイドブック2018　糖尿病療養指導士の学習目標と課題，メディカルレビュー社，2018
20）日本糖尿病学会　編著：糖尿病診療ガイドライン2016，南江堂，2016
21）門脇孝　監，日本くすりと糖尿病学会　編：薬剤師のための糖尿病療養指導ガイド，じほう，2012
22）日本糖尿病学会　編著：カーボカウントの手びき「糖尿病食事療法のための食品交換表」準拠，文光堂，2017
23）日本糖尿病学会　編著：医療者のためのカーボカウント指導テキスト「糖尿病食事療法のための食品交換表」準拠，文光堂，2017
24）日本老年医学会　他　編著：高齢者糖尿病診療ガイドライン2017，南江堂，2017
25）日本薬剤師会　監：在宅医療Q&A平成29年版　服薬支援と多職種協働・連携のポイント，p.74-164，じほう，2017
26）北和也　編著：今日から取り組む　実践！さよならポリファーマシー，p.303-314，じほう，2016
27）秋下雅弘　監，篠原久仁子　編著：残薬対策ハンドブック—実際に残薬を減らした16のアプローチ，p.34-74，じほう，2017
28）清野裕　他　監，日本くすりと糖尿病学会　編：糖尿病の薬学管理必携　糖尿病薬物療法認定薬剤師ガイドブック，p.36-41，じほう，2017

5 地域医療における薬局の取り組み

1. 検体測定室の現状とその運営

(1) 検体測定室の現状

　2014年4月9日に「検体測定室に関するガイドライン」(医政発0409第4号)が発出された。これに基づき,適切な衛生管理や検査機器の精度管理を実施し,厚生労働省への届出を行うことで薬局などにおいても検体測定室を開設することができるようになった。薬局などの既存の施設内で常設として届出を行うものと,健康関連のイベントや催事などの会場で臨時的なものとして届出を行うものがある。検体測定室の届出・運営状況の推移については図1,2に示す通りである。臨時で測定室を開設する場合は,衛生管理や廃棄物の処理,医師,看護師などの医療職種間で十分な連絡・調整を行ったうえで,協力体制を築いて事業を実施することが望まれる。利用者が検体を採取し結果を即時に把握することで,健康診断や医療機関への受診機会の動機づけとなり,疾病の予防,早期発見に大きく寄与することが期待される。

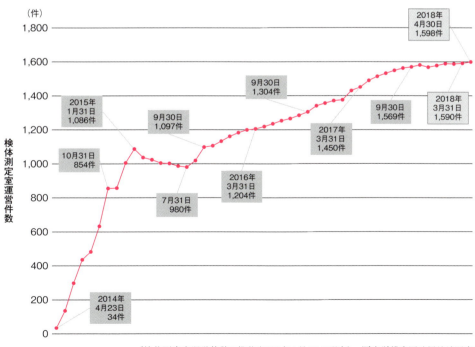

〔検体測定室運営件数の推移(2018年4月30日現在),厚生労働省医政局地域医療計画課のデータをもとに検体測定室連携協議会作成〕

図1　検体測定室運営件数の推移

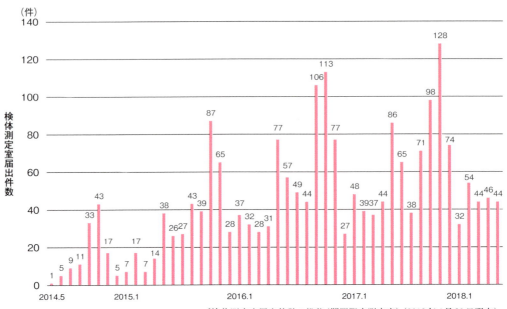

〔検体測定室届出件数の推移(期間限定測定室)(2018年4月30日現在),
厚生労働省医政局地域医療計画課のデータをもとに検体測定室連携協議会作成〕

図2 検体測定室届出件数の推移(期間限定測定室)

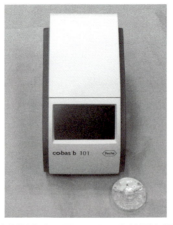

図3 検体測定室で用いられる血糖測定器の一例

　なお,検体測定室で行える測定項目は,臨床検査技師などに関する法律に規定される生化学的検査のうち,AST(GOT),ALT(GPT),γ-GT(γ-GTP),中性脂肪(TG),HDLコレステロール,LDLコレステロール,血糖,HbA1cの8項目であり,測定用機械器具および測定試薬については,医薬品医療機器法に基づき承認されたものを使用する(図3)。

(2) 検体測定室の受検条件

　受検者が受検の条件を満たしているか否かについては,検体測定室における重症化予防の観点から考慮する。「検体測定室に関するガイドライン」,「検体測定室に関するガイドラインに

係る疑義解釈集（Q&A）」，「同その2」から受検できない場合は，以下の2点である．
・受検者の服用薬や既往歴から，止血が困難と考えられる場合
・受検者の健康に対して重大な影響が出ると考えられる場合

そのほかにモラルの観点から言えば，ガイドラインなどに記載はないものの，さまざまな条件を勘案しなければならない．例えば，受検希望者が未成年・超高齢者の場合，生活習慣病などで通院・治療中である場合，受検間隔が短い場合（毎週など）は，本人の理解力などにもよるが，受検すべきでない（もしくは断る）場合もあると考える．具体的な条件については，以下のように考察する．

【検査の対象者と考えられる場合】
①過去に特定健診などで血糖値など生活習慣病の可能性を指摘されたことがない，または指摘されたことがあったが，通院・治療を受けたことがない者
②糖尿病などの生活習慣病で通院中であるが，運動療法などの指示のみであり，投薬治療を受けていない者
③通院中であるが，病歴に糖尿病などの生活習慣病の既往のない者

【検査の対象外と考えられる場合】
④過去に糖尿病などの生活習慣病で通院・治療中であった者が，何らかの理由により受診を中断している者（下記の事項などを確認のうえ，判断する）
・どのくらいの期間通院が中断されているか，または受検者がいつ中断しようと決定したか
・検体測定室による受検が健診に該当しないことを理解しているか
⑤糖尿病などの生活習慣病で通院・治療中の患者（検体測定室は1次予防を目的としているため．また，検体測定室による受検が健診に該当しないことを理解しているかどうかも確認する）
⑥過去に検体測定室を受検し受診勧奨されたにもかかわらず，通院せず治療も受けていない者（検体測定室による受検が健診に該当しないことを理解しているかどうか確認する）
⑦未成年者（親権者の了承が必要）
⑧超高齢者
⑨毎週のように来局するなど，受検（希望）間隔が短い者（生活習慣病予防の観点から高頻度に測定する必要性がないことを説明する）
⑦，⑧は確認項目をチェックしてもらうだけでなく，あらためて口頭で確認するなど慎重に対応する．

(3) 受診勧奨

受診勧奨については，「検体測定室に関するガイドライン」において，以下の通り定めている．

1　測定に際しての説明
　測定に当たっては，運営責任者が受検者に対して以下の事項を明示して口頭で説明し，説明内容の同意を得て承諾書を徴収するものとする．
　①測定は，特定健康診査や健康診断等ではないこと（特定健康診査や健康診断の未受診

者には受診勧奨をしていること）
(略)
4　地域医療機関等との連携等
　受検者に対しては，測定結果が当該検体測定室の用いる基準の範囲内であるか否かに拘わらず，特定健康診査や健康診断の受診勧奨をするものとし，また，受検者から測定結果による診断等に関する質問等があった場合は，検体測定室の従事者が回答せずに，かかりつけ医への相談等をするよう助言するものとする。この場合，特定の医療機関のみを受検者に紹介しないよう留意するものとする。

(4) 検査対象者の条件

「検体測定室ガイドライン」では，測定に際して口頭説明および事項を明示し，その同意として承諾書を得るように求めている。

1　測定に際しての説明
(略)
　③受検者の服用薬や既往歴によっては，止血困難となり，測定を行うサービスを受けられない場合があること
(略)
　⑧検体測定室での測定は診療の用に供するものではないため，受検者が医療機関で受診する場合は，改めて当該医療機関の医師の指示による検査を受ける必要があること

また，既往歴が明らかでない受検者については，以下のように規定している。

問7　既往歴等が明らかでない受検者について，事業者はどのように対応すればよいですか。（ガイドライン第2の1の③関係）
答　受検者に確認しても既往歴等がはっきりしない場合や，事業者がサービスの提供を行うべきか判断に迷う場合は，受検者の健康に対する重大な影響を防止する観点から，サービスの提供を行わないでください。
　　また，出血性疾患の既往歴や抗血栓薬の服用が受検者にあった場合も，同様の理由から，サービスの提供を行わないでください。
　　なお，既往歴や服用薬の確認については，受検者が既往歴等をチェックした後に，運営責任者がその確認を行う形で行い，医療機関で行う問診のような形式では行わないでください。

2. 糖尿病連携手帳を活用した糖尿病療養支援から糖尿病予防啓発健康教室まで

(1) 患者のための薬局ビジョン,健康サポート薬局と糖尿病療養支援

　厚生労働省より発表された『患者のための薬局ビジョン』に記載されている「かかりつけ薬剤師・薬局による薬の一元的管理」,「医療機関との連携」,「必要に応じた在宅の24時間対応」,「疾病予防の健康サポート活動」は,糖尿病治療にも求められる（図4）。糖尿病患者の重症化を早期から防ぐためには,糖尿病専門医を中心とした病院内のチーム医療のみならず,糖尿病に対する地域連携が重要となる。

　医薬分業が約70％まで進んだ現在,糖尿病の地域連携において,病院とかかりつけ医の連携,病院の薬剤部とかかりつけ薬局との連携（薬薬連携）,訪問看護師,歯科医や眼科医,ケアマネジャーら介護関係者も含めた地域包括ケアによる療養支援と情報共有のしくみを考えていく必要がある。

　2016年より始まった厚生労働省基準適合の健康サポート薬局において,これからの薬局薬剤師は,糖尿病の正しい知識の普及啓発,未受診者への受診勧奨など,糖尿病の予防・早期発見,重症化を防止する役割も期待されてくると思われる。本項では,糖尿病に関する地域連携と予防啓発活動の取り組み例を紹介する。

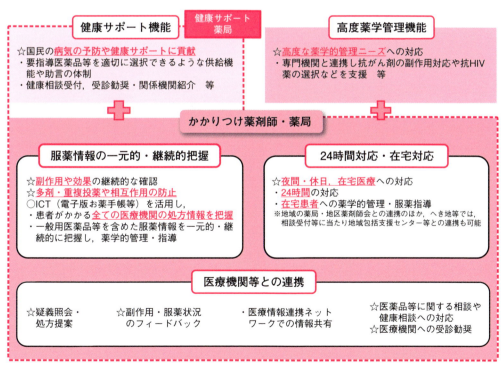

〔厚生労働省：患者のための薬局ビジョン概要（http://www.mhlw.go.jp/file/06-Seisakujouhou-11120000-Iyakushokuhinkyoku/gaiyou_8.pdf）〕

図4　「患者のための薬局ビジョン」～「門前」から「かかりつけ」,そして「地域」へ～

(2) 糖尿病連携手帳とお薬手帳を活用した地域連携

　糖尿病は療養が長期にわたるため，教育入院後も患者自身の自己管理と外来での療養支援が重要となる。教育入院情報を糖尿病連携手帳に記載し，外来やかかりつけ医，かかりつけ薬局で共有・活用することができれば，入院時の糖尿病チームの治療方針や療養指導の留意点に沿って継続的な療養支援が可能となる。なお，新しい糖尿病連携手帳には，病院，かかりつけ医，歯科医，眼科医などのほかに，服薬状況の管理・把握の役割をもった連携職種として，新たにかかりつけ薬局が明記された（図5）。

　糖尿病連携手帳には，毎月のHbA1cや血糖値，体重，血圧，LDL，Cr/eGFRなどの検査値のほか，眼科や歯科医からの記載欄もある。合併症で管理すべき他科受診時の内容や療養指導事項など，連携に必要な情報も集約することができるので，お薬手帳と糖尿病連携手帳を地域連携ツールとして活用すれば，地域での役割分担と情報の共有に役立つ。

　筆者の薬局では，前述した患者インタビューで，残薬，服薬状況，併用薬確認，検査値などをチェックしつつ，服薬アドヒアランスや理解不足などを薬局から指導した場合は，薬剤師も糖尿病連携手帳にコメントを記入したり，服薬情報提供を行う。患者の同意のうえ，糖尿病連携手帳から医師や糖尿病療養指導士に情報のフィードバックができるので，残薬問題が解決したり，ライフスタイルに合わせた無理のない服用方法への処方提案に活用することもできる。実際，お薬手帳と糖尿病連携手帳を情報共有とした療養支援介入群では，通常の服薬

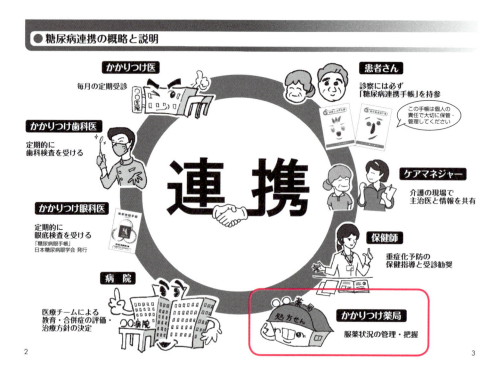

（日本糖尿病協会　編：糖尿病連携手帳, p.2-3, 2017)

図5　糖尿病連携の概略と説明

表1 糖尿病患者への介入支援事項の比較

		対象群	療養支援群
指導	**通常の服薬指導** ・服薬コンプライアンス ・薬の名前，服用量，服用方法 　（飲み忘れ対策を含む） ・作用・副作用の説明とモニタリング ・併用薬の確認	●	●
指導	**療養（治療・生活）指導** ・糖尿病型　　・低血糖 ・検査値の確認　・フットケア ・食事　　　　・シックデイ ・運動　　　　・自己血糖測定（SMBG） ・飲酒，喫煙	ー	●
連携	**情報共有** ・糖尿病健康管理シート ・糖尿病連携手帳・情報提供書を用いた報告	ー	●

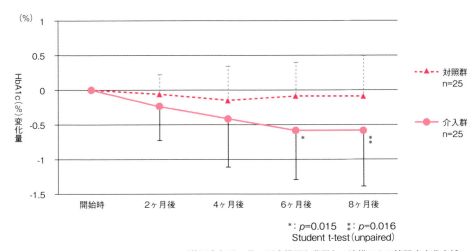

*：p=0.015　**：p=0.016
Student t-test（unpaired）

（篠原久仁子　他：医療機関と薬局との連携による糖尿病療養支援の実践とその効果について，くすりと糖尿病，2(1)：70, 2013）

図6　開始時からのHbA1c（NGSP）変化量

指導群に比較して，薬の変更がないにもかかわらず，6カ月でHbA1cが有意に低下した。通常の教育入院であれば数値が再上昇する8カ月後にも有意な差が維持され，かかりつけ薬局と医療機関との連携による療養支援効果がみられている（表1，図6）。

(3) 健康サポート薬局で実践する糖尿病予防啓発活動

　生活習慣病の1次予防，2次予防のためには，まずは子どもの世代から正しい食事の知識と習慣，正しい薬の知識の普及，禁煙の啓発，薬物乱用防止といった食育と育薬の教育・啓発などが大切である。

　日本糖尿病協会では毎年，糖尿病専門医や糖尿病療養指導士会らと連携して，糖尿病ウォー

クラリーや市民講座が行われている。一方，地域の薬剤師会の中には，ブラウンバッグ運動による残薬の整理，服薬支援のほか，検体測定室の設置を推進し，HbA1cの簡易検査による糖尿病の予防，早期発見，受診勧奨に力を入れている地域もある。各地の糖尿病療養指導士会では，薬局薬剤師も取得できる地域の糖尿病療養指導士制度があり，薬剤師は地域で連携して小児糖尿病サマーキャンプや市民講座など糖尿病予防啓発活動を行っている。

　薬局によっては，医療機関未受診者へHbA1c検査を実施し，高値例を発見した場合には医師への受診勧奨を行っているところもある。処方箋による調剤・服薬指導のほか，生活習慣病予防教室や禁煙・啓発教育，正しい薬の使い方のための健康教室などを薬局内外で開催しているところもある。また，公民館や保健センターで健康づくり教室を開催し，低カロリー甘味料の使い方，減塩レシピの紹介などを行ったり，食育活動の実践などの予防啓発活動，地域の栄養士会，医療機関，薬局と連携した栄養ケアステーションによる在宅訪問栄養指導などを行っている薬局もある。

　『高血圧治療ガイドライン2014』では1日の塩分摂取を6g以下と提唱しており，糖尿病腎症の重症化を防ぐ目的から，自覚症状のない時期から薬の服用を守ることといった服薬指導や，減塩指導も行っている。

　特にCKDに代表される腎症，腎不全・透析への進行を防ぐため，患者に対して血圧と血糖値の厳格なコントロール，エネルギーの維持，蛋白質の制限，塩分制限，カリウムの制限などの食事制限の指示がなされる場合もある。その場合は主治医に確認して指示を受け取り，薬局にいる管理栄養士と連携を図って指導も行うことで，実際に透析への進行を防止でき，腎不全の予防効果がみられている（p.73参照）。

　今後は医療機関，保健所，学校，行政などとの地域連携を図りながら，予防にも積極的に関わり，社会的な役割を果たしていく必要があると考える。

(4) 地域包括ケアと他職種連携

　超高齢化社会となっている日本では，糖尿病患者の高齢化による病状の重症化や合併症が進行することで，通院困難な在宅治療の適応となる糖尿病患者も増加している。また，網膜症の合併症の進行により視力低下や失明状態になったり，薬の識別や自己管理が困難な在宅高齢者が増えている。神経症障害や足の壊疽などもあるため，手足が不自由で歩行が困難な患者，心筋梗塞や脳梗塞の後遺症で服薬や食事・排泄の介助が必要となったり，寝たきりになるなど，在宅での要介護度や医療依存度も高く，地域の多職種での情報共有が必要な糖尿病患者は多い。

　さらには，糖尿病が進行しADL（日常生活動作）の低下状態にある在宅高齢者は，服薬状況の確認のみならずインスリンの手技や家庭での保管状態，針の医療廃棄物の処理，インクレチン製剤の新薬を含む作用や低血糖の副作用など高度な管理を必要とする。シックデイのチェック，合併疾患による多くの併用薬や健康食品，サプリメントなどとの相互作用のチェックなど，ハイリスク薬において重要な安全管理を必要とするため，薬の専門家である薬剤師の関わりが一層重要となっている。また，地域の医療・介護・福祉に関連する多職種が地域で連携・協働し，地域のチーム医療を推進していくことも重要となる。

3. 地域医療連携による重症化予防対策

　日本透析医学会による統計調査「わが国の慢性透析療法の現況」によると，糖尿病を原疾患とする透析導入患者の割合は43.2％とほかの原疾患による透析導入を大きく上回っており，透析導入により患者の医療費を押し上げるだけでなく，患者のQOLを著しく下げることが知られている[1,2]。

　通院加療中の糖尿病患者は，定期的な受診や服薬を遵守し，生活習慣を改善する厳格な自己管理が求められる。日本腎臓学会が作成している『CKD診療ガイド2012』では，糖尿病性腎症患者の管理として，厳格な血糖値や血圧管理のみならず，肥満や喫煙など生活習慣に対する危険因子の管理も重要であると示されている（表2）。また，生活習慣の改善は患者自身が行っていかなければならないが，その実行度をより高く維持することは困難である。実際に，食事療法，運動療法の実行率は60％程度という報告から，患者の生活習慣の改善を実行することの難しさがうかがえ，患者の行動変容をもたらす環境の整備が課題である[3]。

(1) 糖尿病連携手帳の活用

　患者が携帯する糖尿病連携手帳は，日本糖尿病協会が発行しており，その記載内容は多岐にわたる。主に5つの内容を記載することができる。

①基本情報：患者の身体情報，生活習慣，病態，かかりつけ医など（図7）
　主治医の治療方針を確認するうえで重要な基本情報や患者背景が記載される。

②検査結果：毎月の検査結果（図8）
　定期的な受診の中で，体重管理（生活習慣の1つ）や血糖管理，血圧管理，脂質管理，糖尿病性腎症の状況などの変化を確認することができ，食習慣の状況の把握のみならず，使用している薬剤の効果や服薬アドヒアランスの状況なども確認できる。

③眼科・歯科の結果（図9）
　糖尿病の罹患期間が長くなるほど網膜症が進行する患者が多いが，網膜症は眼科を受診しなければ診断できない。糖尿病連携手帳に「増殖前網膜症」や「増殖網膜症あり」の記載がされている場合，急激なHbA1c値の低下は，かえって網膜症を増悪させてしまうことから，緩徐な血糖管理の必要性を確認することができる。

　歯周病予防は生活習慣の改善につながるため，歯周病や口内清掃の確認は重要である。歯周病を予防するためには歯科への定期的な受診が必要であり，家庭での歯磨き励行の支援が必要かどうか確認することができる。

　口腔乾燥が「あり」の場合には，低血糖対処に用いるブドウ糖や砂糖を摂取する際に，必ず

表2　糖尿病患者の管理

- 新規透析導入の原疾患の第1位は糖尿病性腎症であり，CKD対策の重要課題である。
- 糖尿病性腎症の発症・進展抑制には，厳格な血糖値と血圧コントロールが重要である。
- 糖尿病性腎症では，腎症の進展とともに大血管障害の合併リスクが高くなるため，肥満，脂質異常症，喫煙などの危険因子の管理も重要である。
- 厳格な血糖コントロールにより糖尿病性腎症の発症・進展を抑制できることが明らかにされている。

（日本腎臓学会　編：CKD診療ガイド2012, p.73, 東京医学社, 2012）

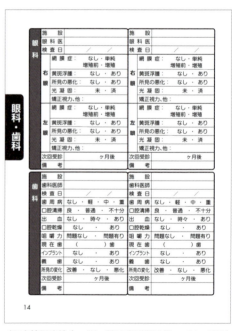

●基本情報

フリガナ	
■氏　名	
■生年月日	明・大・昭・平　　年　　月　　日　　男　女
■住　所	(〒　　－　　) TEL：　　（　　）
■勤務先	TEL：　　（　　）
■緊急連絡先／続柄（　　）	TEL：　　（　　）

4

記載日	年　月　日			記載者			
身　長	cm	体　重	kg	標準体重	kg	BMI	
過去最大体重	kg(　才頃)	20才頃の体重	kg	ウエスト周囲長	cm		
飲　酒	飲まない・飲む（　　）						
喫　煙	吸わない・吸っていた・吸う（　　本/日）						
診　断	1型糖尿病・2型糖尿病・その他（　　）・妊娠糖尿病 年　月　日（　才時）						
合併症	網膜症　なし・あり			腎　症　なし・あり			
	神経障害　なし・あり			歯周病　なし・あり			
	動脈硬化　なし・あり（虚血性心疾患・脳血管障害・末梢動脈疾患）						
併存症	脂質異常症・高血圧症・肝疾患・高尿酸血症 その他						
既往歴							
薬剤情報							
家族の病歴	糖尿病　なし・あり（　　） その他						
指示エネルギー	kcal/日	炭水化物	%E比				
たんぱく質量	g/日	食塩相当量	g/日未満				
介護度	なし・要支援　1，2・要介護　1，2，3，4，5						

5

（日本糖尿病協会　編：糖尿病連携手帳，p.4-5，2017）

図7　糖尿病患者の基本情報記載欄

検査結果

検査日	／　／	／　／	／　／
施設			
体重(kg)			
血圧(mmHg)	／	／	／
血糖値(mg/dL)	空腹時・食後　分	空腹時・食後　分	空腹時・食後　分
HbA1c(%)			
TC/LDL-C	／	／	／
TG/HDL-C	／	／	／
AST/ALT/γ-GTP	／　／	／　／	／　／
Cr/eGFR/UA	／　／	／　／	／　／
尿アルブミン指数	mg/gCr	mg/gCr	mg/gCr
尿蛋白　定量	g/gCr	g/gCr	g/gCr
尿蛋白　定性	−・±・1+・2+・3+	−・±・1+・2+・3+	−・±・1+・2+・3+
治療のポイント			

●治療方針により該当項目を記入し、治療に役立ててください。

8

（日本糖尿病協会　編：糖尿病連携手帳，p.8，2017）

図8　糖尿病患者の検査結果記載欄

眼科・歯科

眼科				
施　設			施　設	
眼科医			眼科医	
検査日	／　／		検査日	／　／
右眼	網膜症：	なし・単純 増殖前・増殖	右眼　網膜症：	なし・単純 増殖前・増殖
右眼	黄斑浮腫：	なし・あり	右眼　黄斑浮腫：	なし・あり
右眼	所見の悪化：	なし・あり	右眼　所見の悪化：	なし・あり
右眼	光凝固：	未・済	右眼　光凝固：	未・済
右眼	矯正視力、他：		右眼　矯正視力、他：	
左眼	網膜症：	なし・単純 増殖前・増殖	左眼　網膜症：	なし・単純 増殖前・増殖
左眼	黄斑浮腫：	なし・あり	左眼　黄斑浮腫：	なし・あり
左眼	所見の悪化：	なし・あり	左眼　所見の悪化：	なし・あり
左眼	光凝固：	未・済	左眼　光凝固：	未・済
左眼	矯正視力、他：		左眼　矯正視力、他：	
次回受診	ヶ月後		次回受診	ヶ月後
備　考			備　考	

歯科			
施　設		施　設	
歯科医師		歯科医師	
検査日	／　／	検査日	／　／
歯周病	なし・軽・中・重	歯周病	なし・軽・中・重
口腔清掃	良・普通・不十分	口腔清掃	良・普通・不十分
出　血	なし・時々・あり	出　血	なし・時々・あり
口腔乾燥	なし・あり	口腔乾燥	なし・あり
咀嚼力	問題なし・問題有り	咀嚼力	問題なし・問題有り
現在歯	（　　）歯	現在歯	（　　）歯
インプラント	なし・あり	インプラント	なし・あり
義　歯	なし・あり	義　歯	なし・あり
所見の変化	改善・なし・悪化	所見の変化	改善・なし・悪化
次回受診	ヶ月後	次回受診	ヶ月後
備　考		備　考	

14

（日本糖尿病協会　編：糖尿病連携手帳，p.14，2017）

図9　糖尿病患者の眼科・歯科の結果記載欄

水に溶かしてから飲む，あるいはゼリー状のブドウ糖（グルコレスキュー）を用いるなどの指導が必要であり，低血糖指導をするうえで重要な情報が記載されている。

なお，眼科と歯科が未記入であれば，受診について主治医と相談するように患者へ促す必要がある。

④合併症関連検査の結果（図10）

定期的な受診の中で，教育入院や合併症精査入院などをした場合に，糖尿病の合併症について詳細な状況を確認することができ，具体的な治療方針や指導方針の見直しができる。

⑤患者指導記録（図11）

患者との面談を通じて患者の療養生活を把握（傾聴）し，そのうえで患者にはどのような問題があり，それを改善するためにどのような対応をしたのかが記入できる。さらに，患者自身が問題解決に向けてどのような試みをすべきかを，次回までの目標としてこの手帳に記入することにより，やる気を起こさせることにつながる。

糖尿病連携手帳に記載されている情報が多ければ多いほど，患者には「何が問題」で，「その問題にどう対応したか」，さらに「対応した結果」，「患者の何が変わったのか」を確認することができる。これは継続的な患者指導・療養指導につながるため，未記入箇所があれば，主治医へ記入してもらうよう患者に促す，あるいは薬剤師から主治医へ相談することが重要である。

(2) 地域薬局を活用した糖尿病重症化予防事業の事例

米国では，糖尿病患者の自己管理を支援するプログラムとして，薬局薬剤師がコーチ役となり，生活指導から服薬指導までを実施し，疾患の重症化を抑制して総医療費の低減をもたらし

合併症関連検査

検査項目	検査日	結果		詳細
神経障害	／	末梢神経障害	なし・あり	
	／	自律神経障害	なし・あり	
網膜症	／	異常	なし・あり	P14～15参照
腎症	／	1期・2期・3期・4期・5期		
歯周病	／	異常	なし・あり	P14～15参照
足チェック	／	異常	なし・あり	右　左
頸動脈エコー	／	右 異常	なし・あり	狭窄　%　IMT　mm　プラーク なし・あり
		左 異常	なし・あり	狭窄　%　IMT　mm　プラーク なし・あり

16

上腕足関節血圧比	／	異常	なし・あり	右　左
脈波伝播速度	／	異常	なし・あり	右　左
心電図	／	異常	なし・あり	
胸部レントゲン	／	異常	なし・あり	CTR　%
腹部／エコー・CT	／	異常	なし・あり	
便潜血	／	1回目　－・＋	2回目　－・＋	

合併症関連検査

17

（日本糖尿病協会　編：糖尿病連携手帳，p.16-17，2017）

図10　糖尿病患者の合併症関連の検査結果記載欄

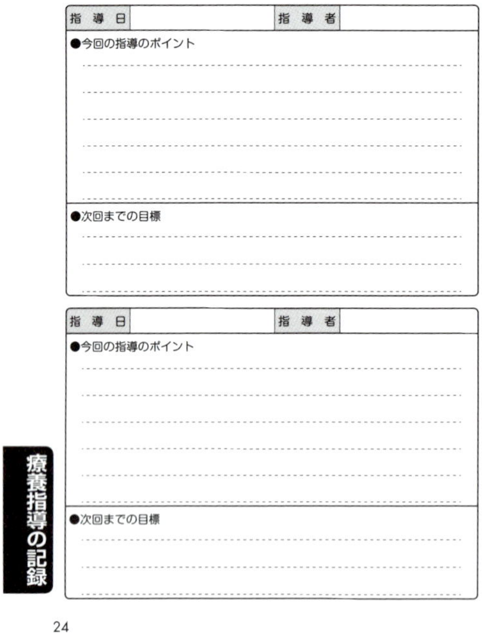
指導日 指導者
●今回の指導のポイント
●次回までの目標
指導日 指導者
●今回の指導のポイント
●次回までの目標
療養指導の記録
24

（日本糖尿病協会　編：糖尿病連携手帳，p.24，2017）

図11　療養指導の記録の記載欄

た「アッシュビルプロジェクト」が報告されている[4)]。

また，国内ではこのアッシュビルプロジェクトを参考に，糖尿病性腎症患者に対して薬局薬剤師による重症化予防事業モデルを構築したうえで介入を行った報告がある（図12）[5)]。その報告では，糖尿病専門クリニックを受診している2型糖尿病性腎症3期の患者18名を対象に，薬局薬剤師と主治医が協力しながら，通常の服薬指導に加えて，生活習慣を改善する自己管理のための行動変容に結びつけるための療養指導を追加で12カ月間行った。その結果，開始時にHbA1cが7.5％以上の群では有意改善がみられた。薬局におけるきめ細かい指導を受けることで患者のモチベーションが高まったときに，即座に医師がそれを評価し，薬剤師が対応することで，患者の行動変容はさらに強化されていた。

このような医療連携における患者情報や指導方針とその内容の意思統一には，糖尿病連携手帳をいかに活用するかが非常に重要となると考えられる。

(3) 薬学的管理の重要性

薬剤師が糖尿病患者と関わるうえで，糖尿病薬などの薬学的管理は患者支援の土台であり，継続的な管理が必須である。日本薬剤師会では「薬局におけるハイリスク薬の業務ガイドライン」を表3の通り示しており，この中にはシックデイ時の対処法や糖尿病薬の副作用や効果の確認，自己注射手技の確認も含まれている。ハイリスク薬としての糖尿病薬に対する薬学的管理のスキル向上と維持は非常に重要な課題である。さらに，これらのスキルの向上と維持には

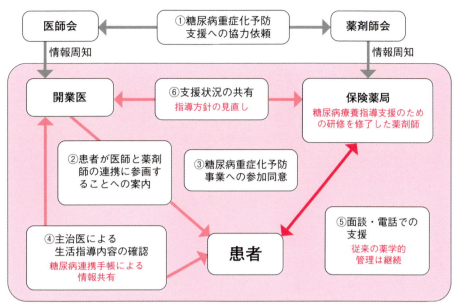

図12 医薬連携による地域薬局を活用した糖尿病重症化予防事業モデル

表3 ハイリスク薬としての糖尿病薬の確認事項

①糖尿病用剤
1）患者に対する処方内容（薬剤名，用法・用量等）の確認
2）服用患者のアドヒアランスの確認（Sick Day時の対処法についての指導）
3）副作用モニタリング及び重篤な副作用発生時の対処方法の教育（低血糖及び低血糖状態出現時の自覚症状とその対処法の指導）
4）効果の確認（適正な用量，可能な場合の検査値（HbA1cや血糖値）のモニター）
5）一般用医薬品やサプリメント等を含め，併用薬及び食事との相互作用の確認
6）注射手技の確認（薬剤の保管方法，空打ちの意義，投与部位等），注射針の取り扱い方法についての指導

〔日本薬剤師会：薬局におけるハイリスク薬の薬学的管理指導に関する業務ガイドライン第2版
（http://www.nichiyaku.or.jp/action/wp-content/uploads/2011/05/high_risk_guideline_2nd.pdf）〕

長期的な研修が必要となる。

(4) 生活習慣改善のための療養指導スキル

　糖尿病患者に対して重症化を予防するためには，薬学的管理だけでは予防できない現状がある。重症化を予防するためには食事療法や運動療法の徹底が必要であり，患者へ生活習慣改善を促す必要がある。しかし，患者の生活習慣を改善させることは決してたやすくはない。生活習慣改善に向けて患者が行動変容するためには，患者の心理と行動に配慮した支援（療養指導）が必要となる。

(5) 糖尿病領域における地域包括ケアシステム

　今後，糖尿病連携手帳をはじめとした医療連携が進むことにより，多くの糖尿病患者が受診している糖尿病非専門クリニックにおいても，連携ツールや指導ツールの活躍が広がると考え

られる。
　①糖尿病連携手帳の活用
　②糖尿病患者指導用パンフレットの作成とその活用
　③薬剤適正使用のための施設間情報連絡書
　④糖尿病連携クリニカルパスの作成

　糖尿病患者指導用パンフレットについては，日本糖尿病協会にて作成された療養指導カードシステムがホームページに紹介されている。療養指導カードシステムは，糖尿病患者1人ひとりの異なる病状や生活環境などの特徴を考慮して，最も適した指導プランを作ることができる療養指導ツールである。

　そのほか，糖尿病連携クリニカルパスなどが地域で運用されれば，糖尿病領域における地域包括ケアシステムの構築につながり，さらには薬局薬剤師の活躍の場が広がると考える。

　今後は保険薬局が参画しやすい環境の整備も必要であり，日本薬剤師会，日本医師会，日本歯科医師会，行政とさらなる連携強化を図ることで，薬局薬剤師が糖尿病重症化予防により貢献できると考える。

参考文献

1) 日本透析医学会：図説わが国の慢性透析療法の現況．2016年12月31日現在（http://docs.jsdt.or.jp/overview/pdf2017/p017.pdf）
2) 稲田扇　他：透析の直接医療費とQOLに関する研究―透析非糖尿病，透析糖尿病および非糖尿病患者間の比較―．糖尿病，50(1)：1-8, 2007
3) Ruggiero L et al.：Diabetes self-management. Self-reported recommendations and patterns in a large population. Diabetes Care, 20(4)：568-576, 1997
4) Carole CW et al.：The Asheville Project：long-term clinical and economic outcomes of a community pharmacy diabetes care program. J Am Pharm Assoc (Wash), 43(2)：173-184, 2003
5) 藤井仁美　他：日本型アッシュビルプロジェクトにおける医薬連携．YAKUGAKU ZASSHI, 136(2)：259-263, 2016
6) 篠原久仁子　他：医療機関と薬局との連携による糖尿病療養支援の実践とその効果について．くすりと糖尿病，2(1)：66-75, 2013
7) 高木康　編：薬局でできるメタボサポート～薬剤師が行う予防・改善支援～，p.125-128, じほう，2009
8) 篠原久仁子，薬局でのハイリスク薬服薬管理の工夫～経口糖尿病薬を例にして～．日本薬剤師会雑誌，63(1)：77-82, 2011
9) 篠原久仁子　他：糖尿病患者の残薬要因に応じた服薬指導の介入効果の検討．くすりと糖尿病，3(2)：163-170, 2014

6 さらなるステップアップのために

1. 糖尿病に係る薬剤師の認定制度について

　増加し続ける糖尿病患者に対して，良好な血糖コントロールを維持し，合併症の発症を予防し，進展を抑制して健常人と変わらない社会生活を可能とするために，医療スタッフは，患者の生涯にわたって糖尿病療養指導を実践していかねばならない。糖尿病療養指導は各医療スタッフが密接な連携を保ち，専門性を活かしたチームアプローチが必要である。療養指導を担当する各職種は，チームの中で役割を分担し，チームの一員として療養指導の質が求められる（表1）。薬剤師には糖尿病薬物療法の知識が求められることとなり，この質を担保する手段の1つに専門・認定薬剤師制度がある。専門・認定薬剤師の資格は，ほかの医療スタッフや患者

表1　糖尿病療養指導チームのメンバーの主な役割*

療養指導項目	医師	看護師 准看護師	管理栄養士 栄養士	薬剤師	臨床検査技師	理学療法士
糖尿病の診断，治療方針の決定	●					
療養における自己管理の意義	○	○	○	○	○	○
療養上の課題／問題把握**	●	●	○	○	○	○
食事療法の概要	○	○	○	○	○	○
栄養管理の意義	●	○	●			
献立・調理の理論と実践		○	●			
薬物治療の概要	○	○	○	○	○	○
薬剤の作用機序	●			●		
服薬指導	○	○		●		
自己注射指導	○	○		○		
糖尿病に関する検査の概要	○	○	○	○	○	○
検査の意義	●				●	
血糖自己測定	○	○		○	○	
運動療法の概要	○	○	○	○	○	○
運動の種類と効果	●					●
運動の実践方法と評価	○	○				●
療養指導の計画と立案	●	○	○	○	○	○
療養指導の実践と評価	○	●	○	○	○	○

○：一般的であるが患者教育として必要なもの，●：特に専門知識を必要とするもの
＊：この表は各職種の役割分担の一例である。表に示した●の役割を担う，医師以外の職種がいない施設では，医師，あるいは医師の指示のもとで他の職種がその役割を分担する。
＊＊：療養上の知識・生活経験に関して，情報収集・アセスメントし，課題や問題点を明確化する。

（日本糖尿病療養指導士認定機構　編著：糖尿病療養指導ガイドブック2018, p.8, メディカルレビュー社, 2018）

にとって信頼の根拠になるものであると同時に，モチベーションの向上にもつながるものである。本項では糖尿病領域で活躍する薬剤師の認定制度について述べる。

(1) 日本くすりと糖尿病学会認定薬剤師制度

　日本くすりと糖尿病学会は2012年，病院薬剤師，薬局薬剤師，そして基礎薬学研究者の相互の連携を密にし，糖尿病療養指導の技術・知識の維持・向上を図り，専門性を究めるために学術研究を推進し，糖尿病領域における基礎・臨床薬学研究分野の確立と会員の資質向上を目的として設立された。さらに，糖尿病の薬物療法に関する十分な知識および技能を修得し，医師，看護師，栄養士，その他医療従事者とともに糖尿病患者の治療に資する薬剤師を育成したいという目的で，2016年より「日本くすりと糖尿病学会認定薬剤師制度」を立ち上げた。この認定薬剤師制度は，薬の専門家として広範にわたる糖尿病の知識と技能を備えた薬剤師を社会に輩出し，質の高い医療・教育・研究を行いながら，高度化する医療の中で良質かつ安全な薬物療法の確立を図ること，さらに基礎薬学・医療薬学の普及向上を図ることを目的としている。

1) 糖尿病薬物療法認定薬剤師制度の概要

　本学会の認定薬剤師制度は，糖尿病療養指導（食事療法，運動療法，薬物療法など）全般についての知識および技能を有する医療従事者を認定する「日本（地域）糖尿病療養指導士」とは一線を画して，糖尿病療養指導の中で薬物療法に関する十分な知識および技能を有する薬剤師を養成することを目的としている（図1）。

　本学会では，以下の2つの認定を行う。
①糖尿病薬物療法認定薬剤師（以下，認定薬剤師）
　糖尿病の薬物療法に関する十分な知識・技能を用いて，質の高い医療・教育・研究を行うものをいい，認定に必要な資格を有し，本学会の認定薬剤師認定審査に合格したものとする。

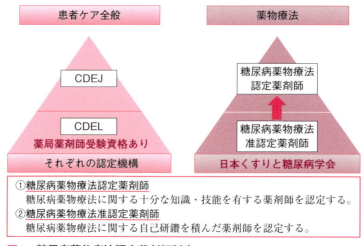

図1　糖尿病薬物療法認定薬剤師制度

表2　糖尿病薬物療法認定薬剤師の受験要項

　認定薬剤師の受験を申請する者は，申請時に次の各項に定める受験資格を全て満たすこと。
(1) 日本国の薬剤師免許を有していること。
(2) 本学会が認定した准認定薬剤師として2年以上継続して本学会会員であること。
(3) 本学会が示す単位基準の習得単位が，受験年の直近2年間で20単位以上あること。
(4) 本学会において，筆頭発表者として1回以上の学会発表があること。
(5) 直近5年間の自験例を10例有すること。または，糖尿病に関連した原著論文が3報以上（うち1報以上は筆頭者）あること。
(6) 本学会が開催するアドバンスト編技能研修会のすべての種類（過去5年以内）に参加していること。

〔日本くすりと糖尿病学会：認定薬剤師について（https://jpds.or.jp/?page_id=1669）〕

表3　糖尿病薬物療法准認定薬剤師の受験要項

　准認定薬剤師を申請する者は，次の各項に定める資格を全て満たすこと。
(1) 日本国の薬剤師免許を有していること。
(2) 薬剤師歴5年以上，申請時において2年以上本学会会員であること。
(3) 本学会が示す単位基準の修得単位が，申請時の直近3年間で30単位以上あること。
(4) 上記(3)において，日本糖尿病療養指導士（CDEJ），地域糖尿病療養指導士（CDEL），日本医療薬学会認定薬剤師，同薬物療法認定薬剤師，日本薬剤師会生涯学習支援システムレベル5以上，薬剤師認定制度認証機構により認証された生涯研修認定制度による認定薬剤師あるいは日本臨床薬理学会認定薬剤師のいずれかを取得している者は，本学会が示す単位基準の習得単位が，申請時の直近3年間で20単位以上あること。
(5) 本学会が開催する基礎編技能研修のすべての種類（過去5年以内）に参加していること。

〔日本くすりと糖尿病学会：准認定薬剤師について（https://jpds.or.jp/?page_id=1671）〕

②糖尿病薬物療法准認定薬剤師（以下，准認定薬剤師）

　糖尿病薬物療法に関する自己研鑽を積んだ薬剤師をいい，認定に必要な資格を有し，本学会の准認定薬剤師認定審査に合格したものとする。

2）認定資格の取得条件

認定資格の取得条件の概要を**表2，3**に示す。

3）認定更新

　更新は5年ごととする。①認定薬剤師，②准認定薬剤師のそれぞれについて個別に更新していくものとする。その他認定制度の詳細については本学会のホームページを参照されたい。

(2) 糖尿病療養指導士認定機構

1) 日本糖尿病療養指導士誕生の背景

　糖尿病患者数の増加に対応するためには，糖尿病療養指導従事者の質的向上と人員の充実が不可欠である。しかしながら，日本糖尿病学会認定専門医数は2018年4月現在で5,714人で

あり，急増する糖尿病患者の療養指導には対応できない．しかし，ほかの専門職種の参加により，療養指導の向上を図ることが可能である．アメリカ，カナダ，オーストラリアなどでは，1970年代の初頭より糖尿病療養指導従事者の専門性と認定について検討され，1986年には資格としてCDE (Certified Diabetes Educator) 制度が発足した．わが国でも，2000年に日本糖尿病学会，日本糖尿病教育・看護学会，日本病態栄養学会が母体となって，日本糖尿病療養指導士認定機構 (Certified Diabetes Educator of Japan：CDEJ) が発足した．

2) CDEJの位置づけ

日本糖尿病療養指導士は，糖尿病患者の療養指導に従事する看護師，管理栄養士，薬剤師，臨床検査技師，理学療法士に与えられる資格である．糖尿病療養指導士に認定されるということは，糖尿病の臨床における生活指導のエキスパートであると認められたということである．

療養指導士の目的は，糖尿病とその療養指導全般に関する正しい知識を有し，医師の指示のもとで，患者に熟練した療養指導を行うことである．「療養指導は糖尿病治療そのものである」とする立場から，療養指導士が行う指導業務はわが国の医療法に則って行うこととしている．アメリカでCDEの療養指導に公的保険の給付が実施されたのは2000年であり，発足より14年の歳月がかかった．わが国の療養指導士の社会的地位は，今後の活動による実績にかかっているといえる．

3) 資格取得方法

糖尿病療養指導士の受験資格は**表4**の通りである．認定試験は年1回実施され，試験方法は筆記試験および受験願書とともに提出する療養指導自験例10症例の書類審査である．本資格は5年ごとに認定更新が行われ，更新には認定期間中に糖尿病療養指導関連と自己の医療職についての研修をそれぞれ20単位以上取得することを条件としている．

表4 日本糖尿病療養指導士の受験資格

【受験資格】
1) 看護師，管理栄養士，薬剤師，臨床検査技師，理学療法士のいずれかの資格を有している
2) 過去10年以内に2年以上継続勤務し，糖尿病患者の療養指導を1,000時間以上行ったこと
3) 療養指導自験例10症例を提出
4) 認定機構主催の講習会受講（2日間）し，受講終了証を取得している

【施設条件】
1) 以下の（イ），（ロ）のいずれかに該当する医師が，受験者を指導していること
　（イ）常勤または非常勤の日本糖尿病学会専門医（非常勤は月1回以上）
　（ロ）学会員で糖尿病の診療と療養指導に従事している常勤の医師
2) 外来で糖尿病患者の診療が恒常的に行われている
3) 糖尿病患者教育，食事指導が恒常的に行われている

※病院・診療所勤務の薬剤師は受験資格があるが，現状では薬局薬剤師に受験資格はない．

〔日本糖尿病療養指導士認定機構：受験資格
(http://www.cdej.gr.jp/modules/before/index.php?content_id=1) をもとに作成〕

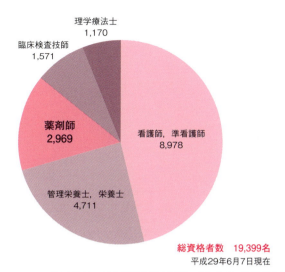
図2　日本糖尿病療養指導士有資格者数

　第1回から平成29年6月現在までの認定試験による資格取得者は19,399人となり，取得者の多い職種は，看護師，管理栄養士，薬剤師，臨床検査技師，理学療法士の順となっている（図2）。薬剤師の資格取得者数は2,969人で，全体の約15％を占めている。現状では薬局薬剤師には受験資格がない。

(3) 地域糖尿病療養指導士制度

　近年，全国的な組織であるCDEJとは別に，地域（都道府県）ごとに独自の糖尿病療養指導士制度を運営する団体が増加してきており，約30のCDELが設立されている。これらCDELは，地域における糖尿病療養指導の向上ならびに地域医療連携などを目的に設立されている。CDELは，CDEJにおいて受験資格のない薬局薬剤師にも受験資格があるという特徴を有している。

(4) 日本糖尿病協会

　認定薬剤師制度ではないが，日本糖尿病協会（Japan Association for Diabetes Education and Care：JADEC）について紹介する。
　日本糖尿病協会は，1961年設立の公益社団法人として，患者と医師・歯科医師をはじめ，看護師，薬剤師，管理栄養士，臨床検査技師，理学療法士など医療スタッフと市民・企業などで組織された団体であり，会員数は約10万人である。患者やその家族が暮らす地域や職場にも呼びかけ，糖尿病の正しい知識と予防に関する啓発を実施している（図3）。

1) 日本糖尿病協会の活動

　日本糖尿病協会は，糖尿病の普及活動から国際交流まで幅広い活動を展開している。なお，活動は大きく4つに分けられる。

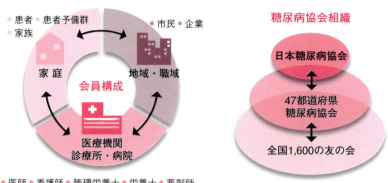

〔日本糖尿病協会：日本糖尿病協会の案内
（https://www.nittokyo.or.jp/uploads/files/annai.pdf）〕

図3　三位一体の会員構成と全国に広がるネットワーク

糖尿病の予防および治療に関する正しい知識の普及啓発
①糖尿病の発症予防
②重症化や合併症の予防
③医療スタッフへの情報発信・資格の整備
④糖尿病治療の質の確保

　「月刊糖尿病ライフさかえ」の発行，全国糖尿病週間の実施，世界糖尿病デー関連イベントの実施，療養指導学術集会の開催など多岐にわたった活動を行っている。

糖尿病の患者および家族に対する療養支援
①患者同士の交流の場
②小児患者対象のキャンプの開催
③療養に役立つグッズの制作・発行
　・糖尿病連携手帳，自己管理ノート，糖尿病患者用IDカードなど

国民の糖尿病の予防と健康増進への調査研究
①糖尿病治療薬の市販後調査
②患者や医療関係者へのアンケート調査

糖尿病の撲滅を目指した国際交流
①世界各国の学会・協会との協調
②国際糖尿病連合の一員としての活動
③アジア地域の糖尿病足病変抑制事業

資 料

1. 糖尿病に関係する薬局アイテム

(1) 尿糖検査

　血液中のブドウ糖は腎臓の糸球体で濾過され血管外へ排出されるが，通常は近位尿細管で再吸収されるため尿中には排泄されない。しかし，血中ブドウ糖濃度が高くなると近位尿細管で再吸収しきれなくなり，再吸収できなかったブドウ糖が尿中に排泄される。このため，血糖値と尿糖には関係性があり，尿糖検査で血液中の血糖状態を推測することが可能になる。以下の測定方法による尿糖検査では，尿中の糖（グルコース）を計測することで食後の高血糖状態を自分で簡単に確認できる。糖尿病が気になる人，特に高血圧，肥満，生活が不規則，親族に糖尿病患者がいるなどの糖尿病になりやすい要素を持った人には，日常的なセルフチェックとして有用であると考えられる。

1) 尿糖試験紙

　製品によって異なるが，主に食後1〜2時間後の尿を検体として使う。尿を直接あるいは清浄な容器に採取し，試験紙を数秒〜数十秒間で完全に濡らす。決められた時間が経過した後に，自然光やそれに近い光源のもとで試験紙の色を色調表と比較して判定する（図1，2）。

　尿糖試験紙には，製品によって医療用医薬品（体外診断用医薬品），第2類医薬品がある。

(2) 自己血糖測定

　血糖を適正にコントロールするには血糖の動きをモニターし，血糖値が適切な範囲に維持されているかを確認する必要がある。自己血糖測定（Self-Monitoring of Blood Glucose：SMBG）を行うことにより，糖尿病の状態や治療の問題点・効果をより正しく確認できると考えられる。

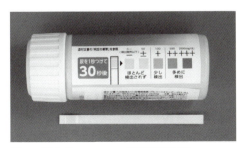

図1　新ウリエースGa（尿糖試験紙）

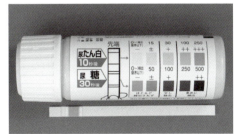

図2　新ウリエースBT（尿糖試験紙）

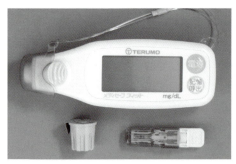
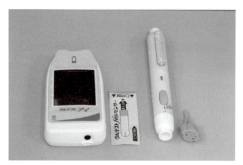

図3　メディセーフフィット（自己血糖測定器）　　図4　グルテストアイ（自己血糖測定器）

1）自己検査用グルコース測定器（自己血糖測定器）

自身で採血を行い，センサーの血液吸引部に血液を接触させることで血糖を測定する（図3，4）。使用する機器によって使用方法が異なるため，使用にあたっては十分な説明が必要である。測定する際は，自己血糖測定器（高度管理医療機器），センサー，穿刺器具（一般医療機器，ただしディスポーザブルタイプは管理医療機器），穿刺針（管理医療機器）が必要となる。

（3）持続血糖モニター

自己血糖測定器では測定時点の血糖値は把握できるが，測定前後の血糖値の傾向を確認できず，就寝中の測定も難しい。そこで，皮下組織に留置したセンサーにより間質液中のグルコース濃度を連続して測定できる持続血糖モニター（Continuous Glucose Monitoring：CGM）機器が登場した。

1）レトロスペクティブCGM

日本では2012年に「メドトロニックiPro2」（メドトロニック）が発売された（図5）。これは体に機器を装着したまま最大7日連続でグルコース濃度を測定・記録し，その後，医療機関でレコーダ本体を取り外してから測定値をダウンロードするものである。グルコース値をリアルタイムに表示しないため，患者が測定値に左右されずに通常通りの生活を行うことによって，本来の血糖変動を把握できる。

2）フラッシュグルコースモニタリングシステム

直近の測定値が表示されるリアルタイムCGMとして，2017年にフラッシュグルコースモニタリング（Flash Glucose Monitoring：FGM）システムの「FreeStyleリブレ」（アボットジャパン）が保険適用された（図6）。これは，グルコース値を記録するセンサーと，その測定値を読み取り表示するリーダー（センサー，リーダーともに高度管理医療機器）で構成されており，腕部に装着したセンサーに本体をかざすと血糖値が表示される。使い捨てのセンサーは装着したまま入浴が可能であり，14日間連続使用ができるため，血糖値の推移を連続して知ることができる。

患者は血糖変動に応じて行動・食事などを調節できるが，機器の使用方法や血糖変動の対処法など，十分な患者教育が必要となる。

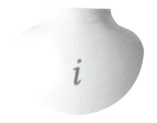
図5　メドトロニックiPro2（CGM）

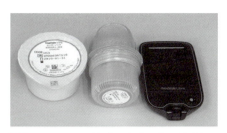
図6　Freestyleリブレ（FGMシステム）

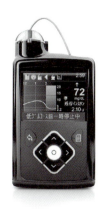
図7　ミニメド640G（SAP）

3）SAP

　持続皮下インスリン注入機器にCGM機能を合体させたもので，日本では2014年にメドトロニック製のインスリンポンプ（Sensor Augmented Pump：SAP）が承認された．血糖変動を患者自らが随時確認でき，アラーム機能もあるため，意思表示が難しく血糖状態を把握しにくい小児の患者でも，保護者が血糖を管理できる．2018年には，低グルコースを予測しインスリン注入を一時停止する機能を有するSAPが発売されている（図7）．低血糖管理をはじめとしたより良い血糖コントロールが期待できる．

2. インスリン自己注射の補助具

　何らかの障害のため，インスリン自己注射の単位設定や操作ができない患者向けの補助具があり，現時点で入手可能なものを大きく分けると以下の4グループに分類できる．

（1）視覚障害者用補助具

　視覚障害者用補助具とは，注入器の単位設定ダイアルの数字を識別できない患者向け補助具である．

・軽度視覚障害者向けの単位合わせ用補助具

　単位設定ダイアルの数字の部分にルーペを取りつけるようにしたもの．

・強度視覚障害者（全盲）向けの単位合わせ補助具

　イノレット用に開発された器具で，医療者側が指示単位に器具を固定すると，イノレットの単位設定ダイアルを何度回しても，同じ単位のところで単位設定ダイアルが止まる構造となっている．そのため，間違った単位のインスリンを打つことはない．着脱式のため，インスリンがなくなっても注入器を新しくすることで使用が可能となっている．単位変更時には医療者側が設定を変更する．

　また，補助具が金属製であるため落としても単位が狂うことはなく，全盲であっても単位設定は可能となっている．操作工程が少ないことから，軽度の認知症の患者にも使用されている[1]．

表1 障害別インスリン注入補助具一覧

	ノボノルディスクファーマ			日本イーライリリー
	フレックスペン	フレックスタッチ	イノレット	ミリオペン
視覚障害者用ルーペ	○	○	—	○
請求先	注入器メーカー	注入器メーカー	—	注入器メーカー
取り付け方法	患者・医療者	患者・医療者	—	患者・医療者
視覚障害者用単位合わせ補助具（全盲でも可）	—	—	視力障害患者用補助具（トマレット）	—
請求先	—	—	メディックス	—
取り付け方法	—	—	医療者	—
片麻痺患者用	（画像）	（画像）	（画像）	（画像）
請求先・購入先	ホームセンターで購入	ホームセンターで購入	メディックス	ホームセンターで購入
取り付け方法	患者・医療者	患者・医療者	患者・医療者	患者・医療者
片麻痺患者用	—	（画像）	—	—
請求先	—	メディックス	—	—
取り付け方法	—	患者・医療者	—	—
握力低下患者用滑り止め補助具	軽度握力低下／高度握力低下	ヒューマログ用滑り止め補助具を代用したレシーバ用滑り止め補助具		（画像）
請求先	注入器メーカー	注入器メーカー	—	注入器メーカー
取り付け方法	患者・医療者	患者・医療者	—	患者・医療者
注射器型補助具在宅での他人打ち用	フレックスペン用注射器型補助具（フレックスペン用滑り止め補助具は最初から注射器型になるように設計してある）	下はヒューマログ用（上はフレックスペン用補助具の外側に切り込みを入れて使用）	—	下はヒューマログ用（上はフレックスペン用補助具の外側に切り込みを入れて使用）
請求先	注入器メーカー	注入器メーカー	—	注入器メーカー
取り付け方法	患者・医療者	患者・医療者	—	患者・医療者
その他補助具	—	トルクアップ用補助具	—	—
請求先	—	注入器メーカー	—	—
取り付け方法	—	患者・医療者	—	—

(注)注入器と異なる会社の補助具を使用して起こる不都合に関して，注入器メーカーは責任を負わない．あくまで患者と医療者の契約である．

資料　115

	サノフィ			富士フイルム
	ソロスター	ランタスXR	イタンゴ	インスリングラルギンBS注
	○	○	○	―
	注入器メーカー	注入器メーカー	注入器メーカー	―
	患者・医療者	患者・医療者	患者・医療者	―
	―	―	―	―
	―	―	―	―
	―	―	―	―
	ホームセンターで購入	ホームセンターで購入	ホームセンターで購入	ホームセンターで購入
	患者・医療者	患者・医療者	患者・医療者	患者・医療者
	―	―	―	―
	―	―	―	―
				富士フイルム用注入器の滑り止め補助具の代用品 #8号の輪ゴムを最初に着けておき、ミリオペン用の滑り止め補助具を着ける
	注入器メーカー	注入器メーカー	注入器メーカー	他社注入器メーカー
	患者・医療者	患者・医療者	患者・医療者	患者・医療者
	上はフレックスペン用滑り止め補助具の外側 下はランタス用滑り止め補助具			
	注入器メーカー	―	―	―
	患者・医療者	―	―	―
	ソロスター専用滑り止め"ピタッド"さん	ソロスター専用滑り止め"ピタッド"さん		
	注入器メーカー	注入器メーカー	―	―
	患者・医療者	患者・医療者	―	―

(2) 片麻痺患者用補助具

インスリン自己注射を実施する場合，片麻痺があると「片手だけで単位設定ダイアルを回す」，「針の着脱」といった回転を伴う操作は，注入器が回ってしまうことからできない。注入器を何かに固定すると，片手のみで回転を伴う操作が可能となることから，片麻痺を有する患者でもインスリンの単位設定・針の取りつけ操作が可能となる[2]。

(3) 握力低下患者用補助具

老化などで手の握力が低下した患者においては，握力不足からインスリン注入時に注入器が滑ってしまい注入がうまくできない。そこで，注入器より少し太い筒に突起をつけて装着すると，注入時に突起が引っかかって滑らず，確実に注入ができる。補助具をつけると，つけないときより1.5倍の力を加えることができることも証明されている[3]。

現在は，どのインスリン注入器にも滑り止め補助具としてメーカーから無償で提供されている。

(4) 在宅での他人打ち用注射器型補助具

自己注射用の注入器の構造は，自分自身の腹部や大腿部に注射しやすいようになっている。したがって，他人からは打ちにくい構造となっており，家族が打つ場合は無理な姿勢で打つことになる。そこで，握力低下患者用滑り止め補助具を2個組み合わせ，滑り止め補助具の突起を注入器の対角線上に向けることで通常の注射器と同じ構造の補助具となり，インスリンを注入することができる。特に老老介護には最適である[4]。

障害の種類別，さらに各社の注入器ごと，入手先と取りつけ方法を記載した一覧を表1に提示する。障害を持った患者に遭遇したときに参考にしていただければ幸いである。

参考文献

1) 虎石顕一 他：視力障害患者用インスリン単位合わせ補助具の開発(第1報)インスリン注入器(イノレット®)を対象として．プラクティス，20(1)：91-96，医歯薬出版，2003
2) 虎石顕一 他：片麻痺患者用インスリン単位合わせ補助具の開発(第1報)インスリン注入器(イノレット®)を対象として．プラクティス，21(6)：709-713，2004
3) 虎石顕一 他：握力低下患者用フック付きインスリン注入補助具の有効性および評価方法と，握力低下患者の握力に応じた適正なインスリン注入器選択法の開発．Progress in Medicine，25(6)：1721-1725，ライフサイエンス，2005
4) 虎石顕一 他：健康人ボランティアを対象としたペン型インスリン注入器用注射器型補助具の有効性の評価．第4回日本くすりと糖尿病学会学術集会，3(4)：137，2015

薬剤師による糖尿病対策ガイド

定価　本体2,800円（税別）

平成30年9月19日　発行

編　集	日本薬剤師会　日本くすりと糖尿病学会
発行人	武田　正一郎
発行所	株式会社　じ ほ う

　　　　101-8421　東京都千代田区神田猿楽町1-5-15（猿楽町SSビル）
　　　　電話　編集　03-3233-6361　販売　03-3233-6333
　　　　振替　00190-0-900481
　　　　＜大阪支局＞
　　　　541-0044　大阪市中央区伏見町2-1-1（三井住友銀行高麗橋ビル）
　　　　電話　06-6231-7061

©2018　　　　　　　　　組版　クニメディア(株)　印刷　(株)暁印刷
Printed in Japan

本書の複写にかかる複製，上映，譲渡，公衆送信（送信可能化を含む）の各権利は株式会社じほうが管理の委託を受けています。

JCOPY ＜(社)出版者著作権管理機構 委託出版物＞
本書の無断複製は著作権法上での例外を除き禁じられています。
複製される場合は，そのつど事前に，(社)出版者著作権管理機構（電話 03-3513-6969，FAX 03-3513-6979，e-mail：info@jcopy.or.jp）の許諾を得てください。

万一落丁，乱丁の場合は，お取替えいたします。
ISBN 978-4-8407-5117-9